VAK kompakt.

Dr. Susanne Marx

Mein Taschencoach

Die 15 besten Selbsthilfemethoden von Atemberuhigung bis Quantenheilung

VAK kompakt.
VAK Verlags GmbH
Kirchzarten bei Freiburg

Vorbemerkung des Verlags
Dieses Buch dient der Information über Möglichkeiten der Gesundheitsvorsorge und Selbsthilfe. Wer sie anwendet, tut dies in eigener Verantwortung. Autorin und Verlag beabsichtigen nicht, Diagnosen zu stellen und Therapieempfehlungen zu geben. Die Informationen in diesem Buch sind nicht als Ersatz für professionelle medizinische Behandlung bei körperlichen oder psychischen Beschwerden zu verstehen.

Bibliografische Information der Deutschen Bibliothek
Die Deutsche Bibliothek verzeichnet diese Publikation in der Deutschen Nationalbibliografie; detaillierte bibliografische Daten sind im Internet über http://dnb.ddb.de abrufbar.

VAK Verlags GmbH
Eschbachstraße 5
79199 Kirchzarten
Deutschland
www.vakverlag.de

Lektorat: Nadine Weber, VAK
Umschlagfoto: © Lars Dittmar – Fotolia.com
Umschlagdesign: Hugo Waschkowski, Freiburg
Reihenlayout: Karl-Heinz Mundinger, VAK
Satz: Sebastian Carl, 83123 Amerang
Druck: Druckerei Himmer AG, Augsburg
Printed in Germany
ISBN 978-3-86731-052-9

Inhalt

Zu diesem Buch

VAK kompakt.

Jedes Leben hat Höhen und Tiefen – seien es globale, wie die momentane Wirtschaftskrise, oder sehr persönliche. Vielleicht halten Sie dieses Buch aus aktuellem Anlass in den Händen, vielleicht einfach aus Neugier – in beiden Fällen hoffe ich, dass Ihnen die hier vorgestellten 15 Techniken helfen und Ihnen ebenso wertvolle Begleiter durch die Wellen des Lebens werden wir mir.

Die hier beschriebene Techniken stammen aus ganz unterschiedlichen Traditionen, westlichen wie östlichen. Allen gemeinsam ist, dass sie einfach anzuwenden sind, sich sehr gut als Selbsthilfetechnik eignen und vor allem effektiv sind. Sie sind sozusagen meine „Top 15" und haben mir schon oft in schwierigen Zeiten geholfen, mich zu entspannen, zur Ruhe zu kommen und wieder Lösungen, statt nur Probleme zu sehen.

Dieses Buch ist so aufgebaut, dass jede Methode zuerst kurz vorgestellt und dann in Form einer praktischen Anleitung beschrieben wird. Dazu gibt es Tipps und Hinweise, die die Arbeit damit erleichtern. Dann wird der jeweilige Hintergrund der Methode beschrieben und ihre Wirkungsweise. Abschließend gibt es Querverweise auf andere Methoden in diesem Buch, die diese ergänzen oder erweitern. Wenn Ihnen also z. B. die Kreisatmung (Nr. 2) besonders gefällt und gut tut, dann lohnt es sich auf jeden Fall die Wechselatmung (Nr. 4), die Atemberuhigung (Nr. 3) und die Übung zum Jetzt (Nr. 14) auszuprobieren.

Ziel dieses Buches ist es, Ihnen Übungen an die Hand zu geben, die Sie sofort ausprobieren und in schwierigen Situationen (und natürlich auch einfach so) direkt anwenden können. Dafür habe ich sie hier notgedrungen auf das Wesentliche reduziert. Die Literaturhinweise zu den Methoden bieten Ihnen aber die Möglichkeit, diejenigen, die Sie besonders interessieren, umfassender kennen zu lernen. Vielleicht dient ja so die eine oder andere Technik als Startpunkt für Ihren ganz eigenen Weg.

Die Übungen haben einerseits eine sofortige Wirkung, d. h. sie beruhigen und vertiefen die Atmung und den Herzschlag, verändern Emotionen und klären und sortieren Geist und Gedanken. Je öfter Sie sie andererseits anwenden, desto stärker ist die Wirkung und desto tiefer gehend und längerfristig ist die Veränderung in Ihnen.

Manche der hier vorgestellten Übungen dauern nur einige Minuten, für andere sollten Sie sich etwas länger Zeit nehmen. Auf jeden Fall wäre es gut, wenn Sie für die Zeit der Übungen ungestört sind und sich auf sich selbst konzentrieren können. Gerade in schwierigen Zeiten ist es wichtig, sich selbst wichtig und ernst zu nehmen und sich öfters eine Auszeit zu gönnen. Das Samutta Nikaya, ein buddhistischer Lehrtext, schreibt dazu: „Selbst wenn du alle Winkel des Universums aufsuchst, wirst du doch keinem Wesen begegnen, das mehr Herzensgüte verdient hätte, als du selbst." Das ist absolut wahr.

Mindestens genauso wichtig wie Zeit ist Aufmerksamkeit. Je besser es Ihnen gelingt, sich während der Übung nicht auf Ihre Sorgen und Nöte, sondern auf die Übung zu konzentrieren, desto stärker wird die Wirkung. Stellen Sie dafür Ihre Probleme so gut es geht kurz auf die Seite (Sie dürfen Sie nachher sofort wieder aufnehmen und sie gehen ja auch nicht verloren – versprochen!) und gönnen Sie Ihrem Körper und Ihrem Geist eine kurze Auszeit. Wenn Sie während einer Übung merken, dass Sie in Gedanken abgeschweift und nicht mehr dabei sind – wunderbar! Kehren Sie einfach zu dem zurück, was Sie gerade tun und seien Sie stolz darauf, dass Sie es bemerkt haben.

Die Erklärungen zum Hintergrund und zu den Wirkungsweisen der Methoden sind aus Platzgründen sehr verkürzt und stellen meine Sichtweise und mein Verständnis bzw. meine eigenen Erfahrungen dar.

Bevor es jetzt zum praktischen Teil und den einzelnen Übungen geht, möchte ich Ihnen noch mein Lieblingszitat des Kabarettisten Hans Dieter Hüsch vorstellen. Er sagte:

„Kapitulation oft,
Resignation nie,
Optimismus ungern,
Zuversicht immer"

1. Entspannung von Kopf bis Fuß

Worum es geht

Diese Entspannungstechnik steht bewusst am Anfang dieses Buches. Sie eignet sich sehr gut als Vorbereitung für alle anderen Methoden, ist aber auch alleine durchgeführt sehr beruhigend und entspannend. Lassen Sie sich von ihrer vermeintlichen Einfachheit oder dem Gefühl „Hm, das kenn' ich ja schon" nicht täuschen – sie wirkt!

Beschreibung/Technik

Lesen Sie den folgenden Text mehrmals durch oder sprechen Sie ihn auf eine Kassette oder einen MP3-Player. Sorgen Sie dafür, dass Sie etwa 15 Minuten ungestört sind, und setzen oder legen Sie sich dann bequem hin. Starten Sie jetzt Ihre Aufnahme oder arbeiten Sie mit dem erinnerten Text.

- Ich nehme den Untergrund wahr, auf dem ich liege oder sitze, und lasse von Kopf bis Fuß alles los, was mich einengt oder belastet.

(kurze Pause)

- Meine Kopfhaut löst sich.
- Meine Stirn glättet sich, die Augenbrauen lassen los.
- Meine Augen entspannen sich und meine Augenlider werden ganz entspannt und locker.
- Die Wangen entspannen sich und lassen noch etwas mehr los.
- Die Ohren entspannen sich, werden locker und ganz weit.
- Die Kiefergelenke lösen sich und fallen in eine für sie natürliche, entspannte Position.
- Die Zunge liegt ganz entspannt auf dem unteren Zungenboden.
- Mein Kehlkopf lockert und entspannt sich und sinkt nach unten.
- Mein Hals wird ganz weit und meine Nackenpartie entspannt sich.
- Meine Schultern sinken nach unten und lösen sich.

- Die Oberarme entspannen sich und sinken nach unten, die Unterarme und Hände lockern und lösen sich.
- Mein Brustraum wird ganz entspannt und weit.

(kurze Pause)

- Der obere Bauch entspannt und löst sich, dann der untere Bauch und das Becken. Ich nehme meinen Atem wahr und beobachte, wie sich der Bauch bei jedem Atemzug von alleine hebt und senkt.

(kurze Pause)

- Ich wandere mit meiner Aufmerksamkeit die Wirbelsäule vom obersten Wirbel hinunter bis zum Kreuz- und Steißbein und jeder Wirbel, den ich dabei berühre, wird locker und entspannt.
- Der untere Rücken entspannt sich und wird ganz locker, meine Gesäßmuskulatur entspannt sich und auch die Oberschenkelmuskulatur wird ganz entspannt und weit.
- Ich spüre meine entspannten Oberschenkel, Kniekehlen und Waden.
- Meine Fußgelenke und Fußsohlen lockern und lösen sich.

- Ich stelle mir vor, dass zwischen den Zehen kleine Luftpolster sind, die sich beim Einatmen ausdehnen und beim Ausatmen nachgeben.

(kurze Pause)

- Ich bin vollkommen entspannt und gelöst.

Bleiben Sie jetzt noch einige Minuten liegen und genießen Sie die Entspannung. Bewegen Sie dann Finger und Zehen, recken Sie sich, atmen Sie tief ein und aus und stehen Sie dann langsam auf.

Tipps und Hinweise

Sie können diese Übung auch im Sitzen durchführen, allerdings wird die Entspannung im Liegen wahrscheinlich etwa tiefer sein.
Sprechen Sie beim Aufnehmen langsam und ruhig und machen Sie an den gekennzeichneten Stellen eine Pause von ca. 30 Sekunden.
Wenn Sie möchten, können Sie sich den Text natürlich auch von einer anderen Person vorlesen lassen. Für viele Menschen ist allerdings die eigene Stimme angenehmer, da sie „vertraut" ist und den eigenen Atemrhythmus hat. „Fremde" Stimmen müssen dagegen sehr gut passen, damit wir uns wirklich entspannen können.
Am Anfang ist es sinnvoll, den vorgegebenen Text zu verwenden. Später können Sie die Übung frei gestalten oder

erweitern bzw. abwandeln. Trotzdem ist es gut, auch dann immer mal wieder mit dem Text zu arbeiten – zum einen, weil Sie dann einfach nur zuhören können und sich nicht konzentrieren müssen (das ist besonders in sehr schwierigen Situationen wichtig), zum anderen, weil Sie dann sicher sind, nichts vergessen oder ausgelassen zu haben.

Wenn Ihnen das Entspannen einer bestimmten Körperpartie schwer fällt, können Sie den Bereich vorher kurz anspannen und dann bewusst wieder loslassen oder entspannen (das wird in der Progressiven Muskelentspannung nach Jacobsen verwendet).

Die ganze Entspannungsübung dauert etwa 10 Minuten, gönnen Sie sich aber danach, wie gesagt, noch einige Minuten Ruhe und starten Sie dann langsam wieder in den Tag.

Es ist sehr schön, diese Übung abends vor dem Einschlafen zu machen. Ich habe die Erfahrung gemacht, dass ich dann wesentlich besser schlafe und am nächsten Tag mehr Kraft und Energie für das habe, was der Tag von mir erfordert. Sie können die Übung aber sehr gut zwischendurch machen, z. B. während einer Zugfahrt oder im Bus auf dem Weg zur Arbeit (allerdings natürlich nicht im Auto, wenn Sie am Steuer sitzen!).

Gerade, wenn Sie viel unterwegs sind oder momentan eine schwere Zeit durchmachen, hat es sich bewährt, den MP-Player oder den Walkman immer als Erste-Hilfe-Maßnahme dabei zu haben – wann immer sich die Gelegenheit ergibt, setzen Sie sich für einen Moment in Ruhe hin und machen Ihre Entspannung von Kopf bis Fuß.

Hintergrund

Diese Art der Entspannung kommt eher aus der westlichen Tradition. Aber fast alle Traditionen kennen Entspannungsübungen, oft als Vorbereitung für weiterführende Techniken. Zwei im Westen sehr bekannte Weiterführungen dieser Idee findet sich im Autogenen Training von Johannes Heinrich Schultz und in der Progressiven Muskelentspannung nach Edmund Jacobsen.

Wirkungsweise

Das Ziel dieser Übung ist die Senkung der Muskelspannung unter das normale Niveau (die meisten Menschen in unserer Gesellschaft haben eine leicht erhöhte Grundanspannung) und damit eine Beruhigung des vegetativen Nervensystems. Das vegetative Nervensystem, auch autonomes Nervensystem genannt, steuert lebenswichtige Funktionen wie Herzschlag, Atmung, Blutdruck, Verdauung und Stoffwechsel. Es ist autonom und lässt sich nur indirekt beeinflussen, z. B. über Muskelentspannung, Atmung, Yoga oder Qi Gong. Wir machen uns bei dieser Übung einen positiven Rückkopplungseffekt zunutze: Immer wenn wir ruhig und entspannt sind, entspannen sich unsere Muskeln und die Atmung wird ruhiger und tiefer. Das funktioniert andersherum aber genauso. Indem wir unsere Muskeln bewusst entspannen und tiefer atmen, können wir sozusagen durch die Folge (Auswirkung eines entspannten vegetativen Nervensystems) die Ursache (eine Entspannung des vegetativen Nervensystems) herbeiführen. (Ich benehme mich so, als wäre ich entspannt und dadurch entspanne ich mich tatsächlich.)

Ein positiver Effekt dieser Übung ist außerdem, dass Sie mit etwas Übung ganz bewusst eine muskuläre Entspannung (und dadurch einen positiven Effekt auf das vegetative Nervensystem) herbeiführen können. Je öfter Sie diese Übung also durchführen, desto schneller und besser wirkt sie. Das liegt daran, dass es einen positiven Gewöhnungseffekt gibt: Sobald Sie sich hinlegen und die ersten Worte hören, erinnert sich ihr Organismus an die damit durch frühere Übungen schon verknüpfte Entspannung und baut darauf auf.

Querverweise

- Kreisatmung/Qi Gong
- Wechselatmung/Yoga

2. Kreisatmung / Qi Gong

Worum es geht

Diese Atemtechnik stammt aus dem Qi Gong und bietet eine wunderbare Möglichkeit, ganz gezielt auf das vegetative Nervensystem und den eigenen Energiefluss im Körper einzuwirken: Während die Yin-Atmung beruhigt, regt die Yang-Atmung den Kreislauf und das Energieniveau an. Sie können aber auch beide Atemformen kombinieren. Das Besondere an dieser Technik ist, dass sie Bewegung und Atem miteinander kombiniert – deshalb eignet sie sich auch gut für Menschen, die mit reinen Entspannungsübungen nicht so gut zurechtkommen.

Beschreibung/Technik

Die Technik heißt Kreisatmung, weil bei jeder der beiden Formen die Arme im Kreis geführt werden, während Sie gleichzeitig ein- und ausatmen. Bei jeder der beiden Atemformen gibt es drei verschiedene Stufen. Bei Stufe 1 machen Sie nur die Bewegung, ohne auf den Atem zu achten. Bei Stufe 2 kombinieren Sie dann die Bewegung mit Ihrem Atem, wobei der Atem Vorrang hat. Das heißt, Sie machen die Bewegung so lange, wie Ihr jeweiliges Ein- und Ausatmen dauert. Bei Stufe 3 kombinieren Sie die Kreisatmung zusätzlich noch mit einer zuerst vorgestellten, dann tatsächlich wahrgenommenen Energiebewegung im Körper.

Yin-Atmung

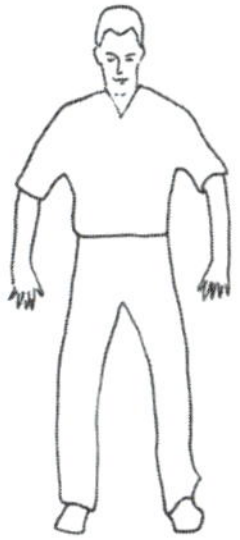

Stellen Sie sich locker und entspannt hin, die Füße sind parallel und etwa schulterbreit auseinander, gehen Sie leicht in die Knie und kippen Sie Ihr Becken etwas nach vorne, so, als wollten Sie sich gleich auf einen Stuhl setzen. Das dient dazu, die natürliche S-Form der Wirbelsäule für die Dauer der Übung zu „begradigen" und dadurch den Energiefluss durch den gesamten Körper zu erleichtern.

Stufe 1

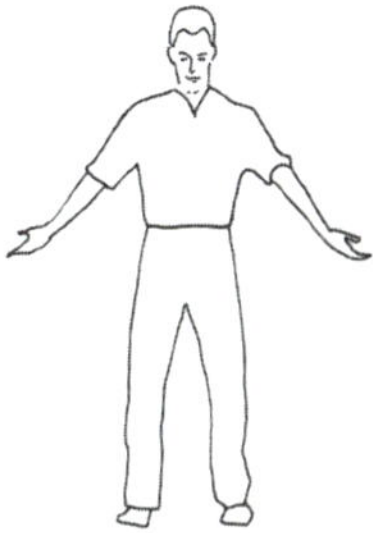

Nehmen Sie die oben beschriebene Ausgangsposition ein und lassen Sie die Arme locker an den Seiten hängen. Führen Sie jetzt die leicht gerundeten, entspannten Armen mit den nach oben zeigenden

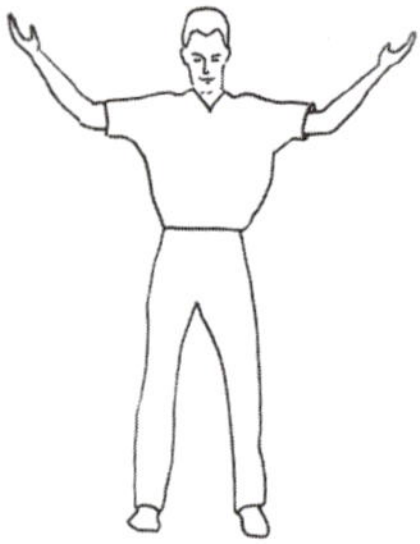

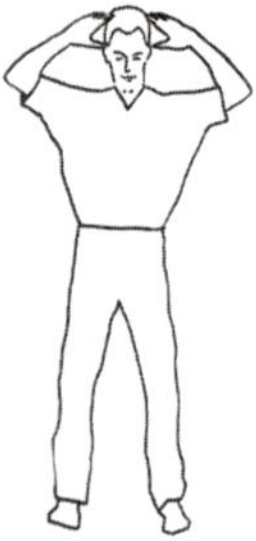

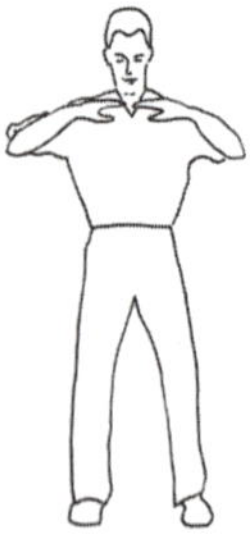

Handflächen kreisförmig seitlich nach oben, bis sie über Ihrem Kopf (fast) zusammenkommen. Lassen Sie sie jetzt vor dem Körper mit den nach unten gerichteten Handflächen wieder Richtung Boden sinken. Wenn die Hände auf Höhe Ihres Beckens angekommen sind, führen Sie die Arme wieder nach außen und drehen Ihre Handflächen nach oben. Beginnen Sie die Bewegung jetzt von vorne. Führen Sie Bewegung einige Male aus, ohne dabei auf Ihren Atem zu achten.

Stufe 2

Kombinieren Sie die Bewegung jetzt mit Ihrem Atem, indem Sie beim Einatmen die Arme außen seitlich nach oben führen und beim Ausatmen die Hände vor dem Körper nach unten sinken lassen. Gehen Sie dabei beim Einatmen in den Knien nach oben und beim Ausatmen wieder leicht nach unten. Stellen Sie sich einfach einen Blasebalg vor, der die Knie und den Rumpf beim Einatmen streckt, und der sich beim Ausamten wieder entspannt.

Stufe 3

Kombinieren Sie jetzt Atem und Bewegung mit einem bewussten Lenken von Energie: Stellen Sie sich dabei vor, wie Sie beim Einatmen einen Kreis aus Energie oder weißem Licht um sich herumziehen und diese Energie beim Ausatmen dann von der Stirn bis zum Becken sozusagen in den Körper „einspeisen".

Sie können diese Bewegung von Energie auch direkt im Körper wahrnehmen, indem Sie vor allem beim Ausatmen nicht nur auf Ihre Hände, sondern gleichzeitig auch auf die entsprechende Stelle im Körper achten. Die meisten Menschen empfinden sie als Prickeln oder leichten Druck. Das Interessante bei dieser Stufe ist, dass wir uns am Anfang etwas vorstellen, das tatsächlich schon da ist, einfach weil wir es nicht gewöhnt sind, so auf unseren Körper und seine (Energie-) Bewegungen zu achten.

Der Effekt der Yin-Atmung ist eine Beruhigung des vegetativen Nervensystems, d. h. Ihr Atem wird ruhiger und tiefer, der Herzschlag verlangsamt sich und Ihr Geist klärt, beruhigt und zentriert sich. Wenn Sie also nervös und aufgeregt sind – machen Sie die Yin-Atmung!

Yang-Atmung

Stellen Sie sich wieder locker und entspannt hin, die Füße sind parallel und etwa schulterbreit auseinander, die Arme hängen locker und entspannt an der Seite.

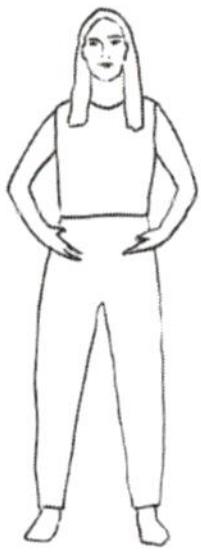

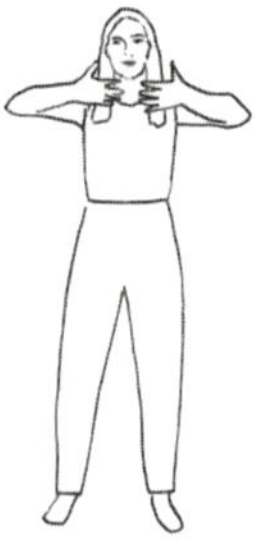

Stufe 1

Drehen Sie die Hände jetzt so, dass sie sich wie eine Schüssel locker vor Ihrem Unterbauch befinden. Führen Sie die Hände nun entlang der Mittelachse Ihres Körpers nach oben – dabei dürfen sich die Hände leicht mitdrehen, sodass sie parallel zum Körper sind (Sie sehen immer in die Handflächen). Wenn sie über dem Kopf angekommen sind, dann öffnen Sie die Arme und lassen Sie sie kreisförmig an den Seiten hinuntersinken. Wenn sie unten sind, führen Sie sie wieder zusammen und drehen die Handflächen nach oben. Starten Sie die Bewegung von hier aus neu. Führen Sie diese Bewegung einige Male aus, um sich mit dem Bewegungsablauf vertraut zu machen.

Stufe 2

Jetzt kombinieren wir die Bewegung und den Atem. Atmen Sie ein und führen Sie dabei die Hände vor dem Körper nach oben. Beim Ausatmen lassen Sie die Arme dann locker seitlich nach unten sinken. Gehen Sie auch hier gleichzeitig beim Einatmen aus den leicht gebeugten Knien nach oben (dabei die Knie allerdings nie ganz durchstrecken), und gehen Sie beim Ausatmen wieder in die leicht gebeugte Stellung der Knie zurück.

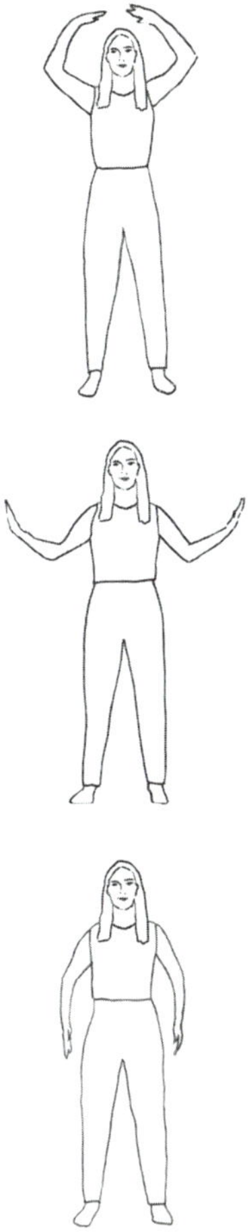

Stufe3

Stellen Sie sich nun vor (bzw. spüren Sie), wie Sie beim Einatmen mit den Händen Energie oder Licht vom Becken über die ganze Körpervorderseite nach oben ziehen und diese dann beim Ausatmen mit den Armen in einem Kreis um Ihren Körper herum verteilen. Stellen Sie sich beim Einatmen die Energie oder das Licht nicht nur in Ihren Händen, sondern auch an den entsprechenden Stellen innerhalb Ihres Körpers vor – Sie ziehen also

mit den Händen eine Energie- oder Lichtsäule im Körper nach oben. Bei der Bewegung nach außen spüren Sie die Luft an Ihren Händen oder stellen Sie sich einen Schweif aus Licht oder Energie vor, den Ihre Hände um Sie herum hinterlassen.
Das Ziel bzw. der Effekt der Yang-Atmung ist eine Anregung des vegetativen Nervensystems und des körpereigenen Energieflusses. Ich habe einen relativ niedrigen Blutdruck und mache deshalb häufig die Yang-Atmung, die mir dann sehr gut tut. Wenn Sie also Energie brauchen oder müde und unkonzentriert sind, ist die Yang-Atmung sehr gut als Erste-Hilfe-Maßnahme geeignet.

Tipps und Hinweise

Wenn Sie beide Atemformen miteinander verbinden möchten, dann machen Sie jede der beiden Formen etwa 10 Mal (oder drei Minuten) – insgesamt also 20 Atemkreise (oder sechs Minuten). Wenn Sie nur eine der beiden Formen machen, können Sie auch etwas mehr Atemkreise machen – achten Sie dabei am besten auf Ihr Gefühl.
Wenn die komplette Kreisbewegung zu lange für Ihren momentanen Atemrhythmus dauert, dann machen Sie am Anfang nur kleine Kreise mit den Armen, d. h. passen Sie die Bewegung der Arme dem Atem an und nicht umgekehrt (Hyperventilation ist *kein* Ziel dieser Übung). Eine etwas tiefere Atmung als normal ist dagegen völlig in Ordnung und gewünscht.

Wichtig bei der gesamten Übung sind weiche, fließende Bewegungen – es sollte eine fortlaufende Bewegung sein und Ihnen vor allem Spaß machen.
Die Schultern, Arme und Hände sind während des gesamten Bewegungsablaufes locker und entspannt und nie gestreckt. Der einzige Körperbereich, der sich streckt, sind der Rumpf und die Wirbelsäule beim Einatmen – und auch sie entspannen sich wieder beim Ausatmen.
Wenn Sie Schwierigkeiten mit Stufe 3 haben – überhaupt kein Problem! Bleiben Sie einfach bei Stufe 2. Die Energie bewegt sich auch dann, wenn Sie sie vorerst noch nicht wahrnehmen können. Sie können ja zwischendurch immer mal wieder testen, ob es inzwischen leichter geht – auch hier kommt die Meisterschaft mit der Übung.

Hintergrund

Die Kreisatmung kommt aus dem Qi Gong, einem aus China stammenden System von Gesundheitsübungen, die aus Bewegungs-, Konzentrations- und Meditationsübungen bestehen. Qi Gong wird auch manchmal Chi Kung geschrieben (Qi bzw. Chi bedeutet Lebenskraft und wird wie „Tschi" ausgesprochen), und bedeutet übersetzt „innere Energieübung" oder „Fähigkeit, mit Qi umzugehen und es zu nutzen". Das Ziel ist die Gesunderhaltung und Kultivierung von Körper und Geist.
Die beiden Pole Yin und Yang sind ein grundlegendes Konzept der chinesischen Philosophie und Medizin. Sie beschreiben die beiden grundsätzlichen

Energieflussformen aller Erscheinungen im Universum. Yin steht für das Zentrierende, Sammelnde und Beruhigende, während Yang für das Expandierende, Verstreuende und Aktivierende steht. Auch wenn in unserer westlichen Gesellschaft dem Yang sehr viel mehr Bedeutung beigemessen wird – wir brauchen beides für ein gesundes, glückliches Leben.

Wirkungsweise

Durch die Kombination von Atem und Bewegung wird das vegetative Nervensystem ausgeglichen und positiv beeinflusst. Ein weiterer wichtiger Aspekt ist die bewusste Lenkung des Qi, der Lebenskraft, die den Körper aktiv, lebendig und gesund hält. Die Traditionelle Chinesische Medizin (TCM) geht davon aus, dass die Menge, Qualität und Beweglichkeit von Qi im Körper die Basis für das Wohlbefinden eines Menschen bzw. für das Auftreten von Krankheiten ist.

Querverweise

- Atemberuhigung nach Thich Nhat Hanh
- Wechselatmung/Yoga

3. Atemberuhigung nach Thich Nhat Hanh

Worum es geht

Diese sehr schöne Technik der Atembeobachtung und damit Atemberuhigung hat mir schon in vielen schwierigen Situationen sehr geholfen. Besonders abends oder nachts, wenn Sorgen oder Gedankenschleifen uns zu schaffen machen und verhindern, dass wir schlafen können, ist diese Übung sehr hilfreich. Sie hilft, die Gedanken zu beruhigen und sich zu entspannen.

Beschreibung/Technik

Wir kombinieren bei dieser Technik unseren Atem mit bestimmten Sätzen und Erfahrungen. Ich stelle Ihnen diese Übung in drei Stufen vor, von denen Stufe 2 und 3 die eigentliche Atemberuhigung sind – Stufe 1 ist eine Vorbereitung auf die anderen beiden Stufen. Sie dient dazu, die Erfahrungen erst einmal einige Male zu machen, bevor sie in Form eines kurzen Satzes oder Wortes mit dem Atemrhythmus verknüpft werden.

Stufe 1

a. Achten Sie bewusst auf Ihre Einatmung und verfolgen Sie den Atemstrom von der leichten Luftveränderung an den Nasenflügeln durch den Nasen- und Rachenraum bis hinunter in die Lunge. Nehmen Sie bewusst wahr, wie sich Ihre Lunge und der untere Bauch beim Einatmen ausdehnen.

b. Nehmen Sie jetzt ebenso bewusst Ihre Ausatmung wahr – wie sich Bauch und Lunge wieder entspannen und ein warmer Luftstrom durch den Rachen- und Nasenraum nach draußen strömt. Beobachten Sie einige Atemzüge lang Ihr Ein- und Ausatmen.

c. Spüren Sie jetzt, wie sich beim Einatmen Ihr Körper und Geist beruhigen und alles Belastende mit diesem frischen Atemzug von Ihnen abfällt.

d. Lächeln Sie sich jetzt selbst innerlich oder äußerlich zu – auch wenn das vielleicht zuerst etwas ungewohnt ist. Sie werden sehen, dass das eine sehr beruhigende und angenehme Erfahrung ist.

e. Werden Sie sich nun ganz des jetzigen Momentes bewusst. Sie werden wahrscheinlich feststellen, dass fast jeder jetzige Moment – ohne die Geschichten, die wir uns ständig erzählen -, ein guter Moment ist. Thich Nhat Hanh nennt dieses gute Gefühl „Nicht-Zahnschmerz". Werden Sie sich bewusst, dass in diesem Augenblick alles in Ordnung ist (siehe auch „Jetzt – Die Geborgenheit des jetzigen Augenblicks").

Stufe 2

Jetzt verbinden wir diese eben gemachte Erfahrung mit unserem Atem.

(einatmen) – „Einatmend weiß ich, dass ich einatme."

(ausatmen) – „Ausatmend weiß ich, dass ich ausatme."

(einatmen) – „Einatmend beruhigen sich Körper und Geist."

(ausatmen) – „Ausatmend lächle ich mir zu."

(einatmen) – „Einatmend werde ich mir dieses Momentes bewusst."

(ausatmen) – „Ausatmend weiß ich, dass dies ein guter Moment ist."

Sie werden wahrscheinlich feststellen, dass Sie für diese Stufe buchstäblich einen langen Atem haben müssen. Deshalb gibt es eine Kurzform, die üblicherweise angewendet wird.

Stufe 3

(einatmen) – „Ein"

(ausatmen) – „Aus"

(einatmen) – „beruhigen"

(ausatmen) – „lächeln"

(einatmen) – „dieser Moment"

(ausatmen) – „guter Moment"

Tipps und Hinweise

Diese Übung können Sie sowohl im Sitzen, als auch im Liegen oder Gehen anwenden – also im Prinzip in jeder Lebenslage.
Wenn Sie einen trainierten Atem haben, dann machen Sie die Langform (Stufe 2), sonst die Kurzform (Stufe 3). Passen Sie die Länge der Sätze oder Worte Ihrem Atem an – und nicht umgekehrt. Eine etwas tiefere Atmung als normalerweise ist dagegen völlig in Ordnung und gewünscht.
Wiederholen Sie, auch wenn Sie üblicherweise die Kurzform machen, ab und an auch die anderen beiden Stufen, einfach um die Erfahrung lebendig zu halten.
Bleiben Sie möglichst bewusst und aufmerksam dabei – die Übung hat dann einen wesentlich stärkeren Effekt, als wenn sie nur mechanisch wiederholt wird.

Sie können diesen Zyklus aus drei vollständigen Atemzügen beliebig oft wiederholen, die Wirkung wird mit jedem Zyklus tiefer.

Hintergrund

Diese Übung ist eine von vielen buddhistischen Achtsamkeitsübungen. Thich Nhat Hanh, von dem diese Übung stammt, ist ein buddhistischer Mönch und Lehrer aus Vietnam, der seit vielen Jahren in Frankreich lebt. Er ist ein Vertreter des so genannten „engagierten Buddhismus" und hat sich während des Vietnamkrieges für einen Dialog zwischen Amerikanern und Vietnamesen eingesetzt – was damals sehr viel Mut erfordert hat. Achtsamkeitsübungen dienen dazu, den Geist zu beruhigen, der im Buddhismus mit einem wilden Affen verglichen wird (weil er von Gedanke zu Gedanke, von Assoziation zu Assoziation und von Sorge zu Sorge springt), und ihn auf den jetzigen Moment zu konzentrieren. Und da jede geistige Aktivität auch automatisch mit entsprechenden Emotionen und Körperreaktionen verbunden ist, schafft ein ruhiger, zentrierter und klarer Geist auch emotionalen Frieden und körperliche Entspannung.
Thich Nhat Hanh hat viele Variationen dieser Atembeobachtungsübung entwickelt – diese ist allerdings meine Lieblingsvariante.

Wirkungsweise

Bei dieser Übung vertiefen sich Erfahrung und Atem gegenseitig. So beruhigt z. B. ein gleichmäßiger, ruhiger Atem den Geist und den Körper, die dann wiederum den Atem tiefer und noch ruhiger werden lassen. Auch bei dieser Übung finden wir wieder die positive Wechselwirkung zwischen Atem, Vorstellung und vegetativem Nervensystem.

Ein zusätzlicher Faktor bei dieser Übung ist der gleichmäßige Rhythmus – ein gleichmäßiger Rhythmus scheint unsere neurologischen Aktivitäten zu ordnen und auszurichten, d. h. unsere Gedanken und Gefühle werden klarer und gerichteter.

Das durch diese Übung geförderte Körperbewusstsein ist darüber hinaus eine wichtige Voraussetzung für eine bewusste Veränderung z. B. von Stress. (Auch wenn Stress oft von Ereignissen im Außen ausgelöst wird, so findet der Stressvorgang selbst in unserem Körper und in unseren Gedanken statt – und an diesen können wir arbeiten.)

Querverweise

- Jetzt – Die Geborgenheit des jetzigen Augenblicks
- Alles o.k.
- Kreisatmung/Qi Gong
- Wechselatmung/Yoga

4. Wechselatmung / Yoga

Worum es geht

Diese klassische Atemtechnik aus dem Yoga wirkt sehr zentrierend, beruhigend und ausgleichend. Ich stelle sie Ihnen hier in einer etwas vereinfachten Form vor, die aber trotzdem sehr effektiv ist.

Beschreibung/Technik

Diese Technik heißt „Wechselatmung", weil wir abwechselnd durch eines der beiden Nasenlöcher atmen und das andere gleichzeitig verschließen. Die hier vorgestellten zwei Stufen sind eine etwas vereinfachte Version der klassischen Wechselatmung.

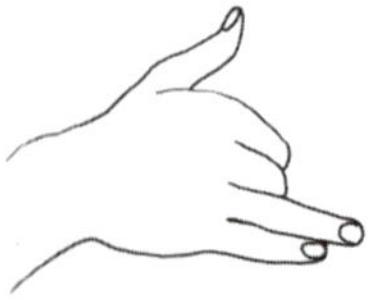

Traditionell wird für diese Übung eine bestimmte Handhaltung empfohlen. Diese Hand- bzw. Fingerhaltungen heißen Mudras und stellen eine Art Finger-Yoga dar. Für die Wechselatmung wird das

sogenannte Vishnu-Mudra empfohlen, bei dem Sie Zeige- und Ringfinger der rechten Hand zum Daumenballen hin beugen.
Die beiden Nasenlöcher werden dann abwechselnd mit dem Daumen (rechtes Nasenloch) oder dem Ringfinger (linkes Nasenloch) verschlossen. Sollte Ihnen diese Fingerhaltung jedoch, so wie mir, schwer fallen, können Sie auch einfach Daumen und Ring- oder Zeigefinger der rechten Hand nehmen.
Wenn Sie Linkshänder sind, können Sie ausprobieren, ob Ihnen die Übung mit der linken oder der rechten Hand angenehmer ist. Wichtig ist nur, beim Einatmen mit dem Nasenloch zu beginnen, das vom jeweiligen Ringfinger verschlossen bzw. geöffnet wird.

Stufe 1

Verschließen Sie mit dem Daumen der rechten Hand das rechte Nasenloch und atmen Sie etwa 10 bis 15 Mal durch Ihr linkes Nasenloch tief ein und aus. Atmen Sie beim letzten Mal durch beide Nasenlöcher aus und dann 10 Atemzüge ganz normal. Verschließen Sie jetzt mit Ring- oder Zeigefinger der rechten Hand Ihr linkes Nasenloch und atmen Sie etwa 10 bis 15 Mal durch Ihr rechtes Nasenloch tief ein und aus.

Stufe 2

Jetzt wechseln wir bei jedem Atemzug die Seite. Verschließen Sie Ihr rechtes Nasenloch mit dem Daumen und atmen Sie durch das linke Nasenloch ein. Verschließen Sie nun das linke Nasenloch mit Ihrem Ring- oder Zeigefinger und atmen Sie durch das rechte Nasenloch aus. Atmen Sie durch das rechte Nasenloch ein und verschließen Sie dann das rechte Nasenloch wieder mit dem Daumen. Öffnen Sie gleichzeitig das linke Nasenloch und atmen Sie durch dieses zuerst aus und dann wieder ein. Wiederholen Sie diese Sequenz für etwa 10 bis 15 Atemzyklen.

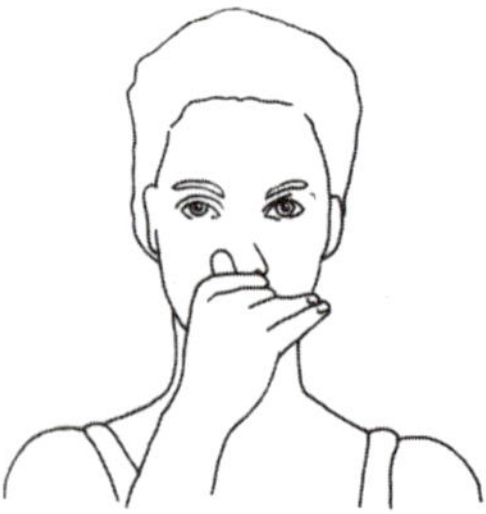

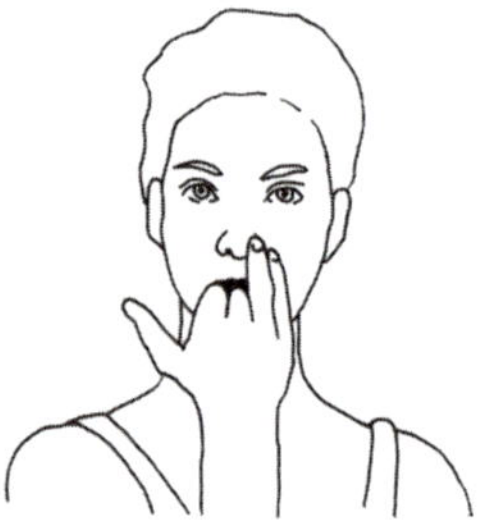

Tipps und Hinweise

Sie können bei jedem Atemzug bis drei zählen – das vertieft den Atem und gibt der Übung mehr Regelmäßigkeit und Rhythmus.
Je bewusster Sie auf Ihren Atem achten, desto wirkungsvoller ist die Übung.
Die fortgeschritteneren Formen der Wechselatmung halten das Ein- bzw. seltener das Ausatmen an und haben oft einen 2-8-4- oder einen 4-4-8-Rhythmus (Einatmen-Anhalten-Ausatmen; die Zahlen stehen für die Sekunden, die man dabei zählt).

Hintergrund

Yoga stammt aus Indien und wird dort seit mehr als 3000 Jahren praktiziert. Ursprünglich war Yoga eine rein geistige Disziplin, später kamen dann die heute im Westen bekannteren Körperübungen dazu. Das Ziel des Yogas ist es, über den Körper den Geist zu beruhigen und zu klären. Die Bezeichnung „Yoga" stammt aus dem Sanskrit und bedeutet unter anderem „Joch", womit die Verbindung von Körper und Geist gemeint ist. Yoga ist an keine Religion oder Philosophie gebunden und kann ergänzend zu jeder Weltanschauung geübt werden.
Diese Übung der Wechselatmung stammt aus der Tradition des Hatha-Yogas, das aus Asanas, Körperstellungen und den Pranayama-Atemübungen besteht.

Wirkungsweise

Der Name dieser Übung, nämlich Anuloma Viloma (Sanskrit für Reinigung der Nadis = Energiekanäle), deutet schon auf die Wirkungsweise und das Ziel der Wechselatmung hin. Das Ziel ist es, den Körper und besonders die Energiekanäle von Blockaden zu befreien, die Lebensenergie zu vermehren und wieder zum Fließen zu bringen.

Durch die abwechselnde Stimulation der Nasenseiten findet ein Ausgleich zwischen der linken und rechten Gehirnseite statt. Das führt zu einer verbesserten Zusammenarbeit und Synchronisierung der verschiedenen neurologischen Funktionen.

Auf körperlicher Ebene reinigt und stärkt die Übung die Lunge und die Atemwege, steigert die Sauerstoffversorgung im Blut und damit die der gesamten inneren Organe, reinigt und harmonisiert die Nadis, vermehrt und speichert die Lebensenergie im Körper und beruhigt und zentriert den Geist.

Querverweise

- Kreisatmung/Qi Gong
- Atemberuhigung nach Thich Nhat Hanh

5. EFT – Emotional Freedom Techniques

Worum es geht

EFT, abgekürzt für *Emotional Freedom Techniques*, ist einer meiner absoluten Favoriten – es ist eine extrem vielseitige und einfache Technik und eine der effektivsten Methoden, die ich kenne. Entwickelt hat sie der amerikanische Ingenieur Gary Craig, der seit vielen Jahren mit EFT arbeitet. Ich stelle Ihnen hier eine vereinfachte Grundtechnik vor, mit der Sie sofort arbeiten können. Was mir an EFT so gut gefällt, ist, dass Sie damit nicht nur die Auswirkungen von Sorgen und Stress in Ihnen lindern, sondern direkt an den Ursachen der Probleme arbeiten können.

Beschreibung/Technik

EFT ist eine sogenannte Meridian-Klopf-Technik, d. h. wir klopfen sanft mit den Fingern auf bestimmte Punkte am Körper, die Schlüsselpunkte der verschiedenen Meridiane sind. Dabei sprechen oder denken wir gleichzeitig an unser Problem. Der Ablauf einer

EFT-Sequenz, die so oft wiederholt wird, bis sich die Belastung deutlich verringert oder löst, finden Sie hier kurz mit den wichtigsten Erklärungen zusammengefasst.

Schritt 1: Das Problem formulieren

Sagen Sie so einfach, klar und ehrlich wie möglich, worum es geht. Das kann sein „Ich habe starke Kopfschmerzen", „Meine Probleme bei der Arbeit", oder „Diese bedrückende Situation mit Roland". Drücken Sie es genau so aus, wie es sich für Sie im Moment anfühlt – es geht hier darum, etwas so benennen zu dürfen, wie es für Sie jetzt gerade ist und nicht um positive Affirmationen oder einen schönen Satzbau.

Schritt 2: Feststellen, wie sehr Sie das Problem im Moment belastet / Den SUD-Wert feststellen

Der SUD-Wert (Subjective Unit of Distress = subjektive Stresseinheit) legt fest, wie sehr Sie das Thema oder Problem im Moment belastet. Dafür verwenden wir eine Skala von 0 (= überhaupt kein Stress, ich bin bei diesem Thema völlig entspannt) bis 10 (= das Thema macht mir total zu schaffen, schlimmer geht's eigentlich nicht mehr). Versuchen Sie vor jeder Klopfsequenz den SUD-Wert Ihres Problems zu bestimmen.

Schritt 3: Korrektur einer möglichen psychischen Umkehrung

Eine psychische Umkehrung (PU, in der Literatur auch „Psychologische Umkehr" genannt) ist ein Mechanismus in uns, den wir daran erkennen, dass wir bewusst etwas wollen, aber trotzdem das Gegenteil davon tun. Diese PU hat zwar immer eine gute Intention, macht uns aber oft das Leben sehr schwer – und blockiert eine notwendige und gewünschte Veränderung. Wir integrieren beim EFT diese unbewussten Einwände, indem wir den Dünndarmmeridian (siehe Abbildung auf S. 44: HK) auf der äußeren Handkante mit vier Fingern der anderen Hand sanft klopfen (ein alternativer Punkt, der sogenannte Neurolymphatische Reflexpunkt oder „wunde Punkt", ist etwas schwerer zu finden und wird deshalb hier nicht vorgestellt). Dabei sagen wir laut oder leise den Satz:
„Auch wenn ich ... (fügen Sie hier Ihr Problem ein) habe, liebe und akzeptiere ich mich voll und ganz." oder
„Auch wenn ich ... (dieses Problem) habe, bin ich völlig okay." oder
„Auch wenn ich ... (dieses Problem) habe, ist es völlig in Ordnung."

Schritt 4: Klopfen der Meridianpunkte

Nach diesen Vorbereitungen – dem Set-up – fängt die eigentliche Klopfbehandlung an. Dafür klopfen wir sanft fünf bis acht Mal auf jeden der unten beschriebenen Punkte, wobei wir, quasi als Gedächtnisstütze, unser Problem bei jedem Punkt noch einmal in Kurzform nennen

– z. B. „meine Kopfschmerzen", „meine Probleme bei der Arbeit" oder „belastende Situation mit Roland". Welche Hand Sie für das Klopfen nehmen oder auf welcher Körperseite Sie die einzelnen Punkte klopfen, ist dabei vollkommen egal.

AB: Augenbrauenpunkt

Dieser Punkt liegt an der Innenseite der Augenbraue, zwischen dem vorderen Ende der Augenbraue und der Nasenwurzel. Klopfen Sie diesen Punkt am besten mit zwei Fingern, wobei Sie einen Finger an den Anfang der Augenbraue und den zweiten an die Nasenwurzel legen.

SA: Seitlich des Auges

Dieser Punkt liegt außen auf dem Knochen der Augenhöhle – unterhalb der Augenbraue – etwa in gleicher Höhe wie die Pupille. Am besten klopfen Sie diesen Punkt, indem Sie den oberen Finger auf das Ende der Augenbraue und den unteren Finger auf den Knochen der Augenhöhle legen.

JB: Jochbein

Dieser Punkt liegt etwas unterhalb des Knochens am unteren Rand der Augenhöhle, direkt in der Mitte. Am besten klopfen Sie nicht direkt auf das Jochbein, sondern etwas weiter unten auf den weichen Teil der Wange.

UN: Unter der Nase

Dieser Punkt liegt zwischen Nase und Oberlippe. Hier klopfen Sie am besten mit einem Finger.

UL: Unter der Unterlippe

Dieser Punkt liegt auf der Mittellinie zwischen Unterlippe und Kinn, direkt auf dem Kinngrübchen.

SB: Schlüsselbeinpunkt

Dieser Punkt liegt an der Verbindung zwischen Brust- und Schlüsselbein. Wenn Sie das Schlüsselbein in Richtung Brustmitte entlang fahren, kommen Sie zu einem dreieckigen Knochenvorsprung, von wo aus das Brustbein nach unten abgeht. Klopfen Sie diesen weichen Bereich unterhalb des Knochens sanft mit vier Fingern.

UA: Unter dem Arm

Dieser Punkt liegt auf der Höhe der Brustwarze in der direkten Verlängerung der Achselhöhle. Klopfen Sie auch diesen Bereich mit vier Fingern und mit leichten Auf- und Abwärtsbewegungen.

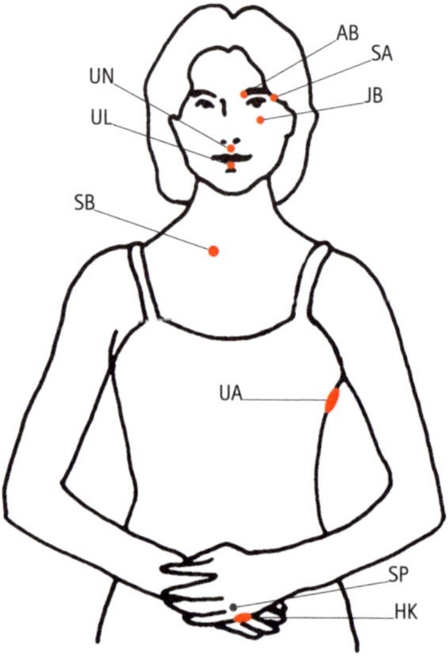

Abbildung EFT **mit Lagebeschreibung der Punkte**

Schritt 5: Die Brücke

Bei der sogenannten Brücke oder Gehirnbalance klopfen wir mit drei oder vier Fingern einer Hand auf einen Punkt, der sich auf dem Handrücken der anderen Hand genau in der Rille zwischen dem kleinen und dem Ringfinger befindet (siehe Abbildung). Gleichzeitig führen wir zuerst bestimmte Augenbewegungen aus, summen anschließend ein paar Takte, zählen bis fünf und summen dann nochmals. Die einzelnen Schritte sind:

Klopfen des Handrückenpunktes/Serienpunktes, dabei:

- Augen schließen
- Augen öffnen
- Augen bei geradem Kopf gegen den Uhrzeigersinn kreisen
- Augen bei geradem Kopf im Uhrzeigersinn kreisen
- summen (üblicherweise die ersten Takte von „Happy Birthday" – es kann aber auch etwas anders sein)
- zählen (von 1 bis 5)
- summen (wieder einige Takte aus „Happy Birthday")

Es ist dabei nicht wichtig, ob Ihre Augen zuerst nach rechts oder links kreisen – solange Sie beide Richtungen aktivieren. Die Brücke aktiviert und verbindet die verschiedenen Bereiche unseres Gehirns – besonders die rechte (durch das Summen) und die linke Hemisphäre (durch das Zählen).
Jetzt fassen wir alle einzelnen Schritte zu einer vollständigen EFT-Klopfsequenz zusammen:

Schritt 1
Formulieren Sie das Problem.

Schritt 2
Stellen Sie fest, wie sehr Sie das Problem im Moment belastet.

Schritt 3
Klopfen Sie den Handkantenpunkt, sagen Sie dabei einige Male:

- „Auch wenn ich … (fügen Sie hier Ihr Problem ein) habe, liebe und akzeptiere ich mich voll und ganz." oder
- „Auch wenn ich … (dieses Problem) habe, bin ich völlig okay." oder
- „Auch wenn ich … (dieses Problem) habe, ist es völlig in Ordnung."

Schritt 4
Klopfen Sie jetzt alle Punkte fünf bis acht Mal, während Sie bei jedem Punkt den Erinnerungssatz mit der Kurzform Ihres Problems sagen.

Schritt 5
Führen Sie danach die Brücke durch.

Schritt 6
Klopfen Sie jetzt noch einmal alle Punkte.

Schritt 7
Überprüfen Sie jetzt, wie sehr Sie das Problem noch belastet.

Tipps und Hinweise

Um mit dem Ablauf und der Lage der Punkte vertraut zu werden, führen Sie die gesamte Sequenz von Schritt 3 bis 6 einmal „trocken", d. h. ohne ein Thema durch, bevor Sie mit einem eigenen Thema beginnen. Als Platzhalter setzen Sie einfach „dieses Problem" ein.
Sie können EFT so oft Sie möchten anwenden. Entweder Sie klopfen immer bei Bedarf, d. h. in akuten Stress- oder anderen unangenehmen Situationen, oder regelmäßig. Dabei können Sie auch Probleme bearbeiten, die gerade nicht akut sind. Es ist beim EFT nicht notwendig, in Situationen hineinzugehen und sie noch einmal zu durchleben – ein kurzer Kontakt reicht völlig aus. Obwohl EFT sehr gut als Selbsthilfetechnik geeignet ist, hat diese auch Grenzen. Suchen Sie sich deshalb bei schwierigen, sehr belastenden Themen professionelle Hilfe.
Ein Problem, egal, was es ist, besteht aus mehreren Einzelteilen oder Aspekten. Schreiben Sie alles auf, was zu Ihrem momentanen Problem gehört und was es ausmacht (zerlegen Sie es sozusagen in seine Einzelteile). Klopfen Sie dann jeden dieser Aspekte mindestens eine

bis drei Sequenzen oder so lange, bis seine Intensität deutlich nachlässt. Gehen Sie dann zum nächsten Aspekt über.
Eine schöne Variante des Klopfens besteht darin, sich das Problem selbst einfach zu erzählen und dabei permanent die Punkte zu klopfen (nur Schritt 4). Sie dürfen dabei wirklich alles sagen, was Sie möchten – wichtig ist nur, dass Sie eingestimmt sind und klopfen. Nach einiger Zeit werden Sie wahrscheinlich merken, dass die Intensität nachlässt und Sie dem Ganzen mit mehr Abstand gegenüberstehen.
Manche Menschen machen sich Gedanken darüber, ob ihre Probleme durch das ständige Wiederholen beim Klopfen nicht stärker werden: Ohne Klopfen ist es tatsächlich so, dass die synaptischen Verbindungen zwischen dem Problem und einer emotionalen und körperlichen Reaktion sich mit jeder Wiederholung festigen. Beim EFT scheint es dagegen so zu sein, dass sich – ganz im Gegenteil diese Verbindungen lösen –, das heißt, die Erinnerung oder das Problem wird durch die Stimulation der Punkte von den mitgespeicherten Emotionen entkoppelt und mit einer Entspannungsreaktion neu verschaltet.
Wenn Ihnen die Technik gefällt und Sie merken, dass sie Ihnen gut tut, kann ich Ihnen das kostenlose, englische Manual von Gary Craig (siehe Literaturliste) sehr empfehlen.

Hintergrund

EFT gehört zur Energetisch orientierten Psychologie (EP), einem relativ neuen Zweig der sogenannten lösungsorientierten Kurzzeittherapien. Es basiert auf den Erkenntnissen der Traditionellen Chinesischen Medizin (TCM) und kombiniert diese mit Elementen aus der Kognitiven Therapie. Pioniere dieser Richtung sind der Chiropraktiker Dr. George J. Goodheart, der die Kinesiologie entwickelt hat, und der Psychologe Dr. Roger Callahan, Entwickler der Callahan-Technique, auf der alle bzw. fast alle Techniken der EP basieren. Gary Craig hat mit EFT eine einfache, wirkungsvolle und sanfte Technik daraus entwickelt, die für die Selbsthilfe sehr gut geeignet ist.

Wirkungsweise

Es gibt verschiedene Hypothesen für die Wirksamkeit von EFT und der anderen Techniken der EP:

- energetisch/elektrisch
- biochemisch
- neurologisch

Meiner Ansicht nach schließen sich diese Hypothesen nicht aus, sondern beschreiben nur verschiedene Ebenen eines gemeinsamen Vorgangs. Auch wenn das „Wie“ im Moment noch nicht abschließend geklärt ist, so gibt es mittlerweile mehrere Studien, die die Wirksamkeit der Techniken der EP, vor allem bei Angststörungen, wissenschaftlich nachweisen.

Querverweise

- Kreisatmung/Qi Gong
- Wechselatmung/Yoga

6. Ho'oponopono

Worum es geht

Genauso ungewöhnlich wie der Name ist diese Technik. Sie ist etwas für offene, mutige Menschen, denn es geht dabei darum, Verantwortung für sich und eine problematische Situation zu übernehmen. Ho'oponopono stammt aus dem hawaiianischen Kulturkreis und bedeutet „richtig stellen" bzw. „einen Fehler wiedergutmachen". Es gibt mehrere Varianten dieser Technik – ich stelle Ihnen hier zwei davon vor.

Beschreibung/Technik

Es geht bei dieser Technik, wie gesagt, darum, die Verantwortung für ein Problem oder eine Situation zu übernehmen. Und zwar nicht nur für Ihren Anteil daran, sondern für die gesamte Situation.

Variante 1

Die erste Variante stammt von Dr. Haleakala Hew Len. Nehmen Sie ein Problem, das Sie körperlich, emotional oder seelisch belastet, und übernehmen Sie Verantwortung dafür, indem Sie an Ihren inneren Zustand, eine andere beteiligte Person oder Situation gewandt sagen:

- Es tut mir leid.
- Bitte vergib mir.
- Ich liebe dich.

Wiederholen Sie das so lange, bis sich das Gefühl einer Klärung einstellt oder es genug für den Moment ist, und achten Sie auf die Veränderung Ihres Zustandes und des Problems. Das kann manchmal sehr schnell gehen, manchmal braucht die Veränderung aber auch ihre Zeit.

Variante 2

Die zweite Möglichkeit, Ho'oponopono zu machen, stammt von Mornah Nalamaku Simeona und ist etwas ausführlicher.
Nehmen Sie wieder etwas, das Sie belastet – das kann ein körperliches Problem, eine schwierige Situation im Privat- oder Arbeitsleben sein – und übernehmen Sie Verantwortung dafür, indem Sie sagen:

- Göttlicher Schöpfer, Vater, Mutter und Kind in einem.
- Wenn ich, meine Familie, meine Verwandten oder meine Vorfahren,
- jemanden (der an diesem Problem beteiligt ist) verletzt, beleidigt oder verärgert haben,
- in Gedanken, Worten, Verhalten oder Taten,
- von Anbeginn unserer Schöpfung bis zum jetzigen Moment,
- dann bitte ich euch um Vergebung.
- Lass dieses Gebet Reinigung und Auflösung sein
- von den schlechten Erinnerungen, Blockaden, Emotionen und Vibrationen,
- und verwandle diese unerwünschten Energien in reines Licht.
- So ist es. (Danke.)

Tipps und Hinweise

Sie müssen diese beiden Bitten um Vergebung weder laut noch zu der oder den beteiligten Personen sagen – die innere Bereitschaft reicht völlig aus.

Das Schöne an Ho'oponopono ist, dass es auch funktioniert, wenn wir nicht genau wissen, was das Problem oder unser Anteil daran ist. Wir vertrauen hier einer größeren Intelligenz, die dann die eigentliche Arbeit für uns macht.

Die Veränderung durch Ho'oponopono hat ihre eigene Zeit – manchmal ist das Ergebnis direkt zu spüren, manchmal wird die Wirkung erst nach einiger Zeit deutlich.

Es geht bei Ho'oponopono nicht um Schuld, sondern um Verantwortung – während das erste klein macht und unbeweglich, ist das zweite erleichternd, stärkend und befreiend.

Hintergrund

Ho'oponopono kommt aus einer Tradition, die ihren Ursprung in Hawaii hat. Ein moderner Name dafür ist Huna, allerdings stammt diese Bezeichnung von dem amerikanischen Sprachwissenschaftler Max Freedom Long und nicht von den Einwohnern Hawaiis. Huna basiert auf einer alten und dabei gleichzeitig sehr modernen Lebensphilosophie und gehört in den größeren Bereich des Schamanismus. Die Anwendung von Ho'oponopono ist allerdings an keine bestimmte Philosophie, Religion oder Weltanschauung gebunden.

Wirkungsweise

Ho'oponopono geht davon aus, dass jedes Problem aus Gedanken entsteht. Wir werden ständig verfolgt von unseren alten Ängsten, Emotionen, Konzepten und Erinnerungen, die nicht nur zu psychologischem Stress und körperlichen Krankheiten, sondern auch zu Problemen mit anderen Menschen führen. Unser Verstand kann diese Probleme nicht lösen, denn er operiert aus der gleichen Ebene heraus wie die Gedanken. Ho'oponopono arbeitet deshalb von einer höheren Warte, einem höheren Bewusstsein aus und nimmt die schmerzhaften Gedanken und klärt und löst sie. Wir klären oder reinigen also nicht die Person, die Sache oder Situation, mit der wir Schwierigkeiten haben, sondern die Energien, die wir mit dieser Person, Sache oder Situation verbunden haben. Wenn wir ein Problem lösen möchten, müssen wir also Verantwortung dafür übernehmen und an uns arbeiten. Das hilft, zuerst das Gleichgewicht in uns wiederherzustellen und dann in der Welt. Wir können diesen Vorgang mit einem Computer vergleichen, von dem wir unnötige und störende Dateien löschen. In dem Moment, in dem wir die Enter-Taste drücken, also „So ist es" sagen, löscht der Computer automatisch all den Datenmüll, der dort schon zum Teil ewig gespeichert war.

Querverweise

- Quantenheilung
- Steine-Übung

7. Beten und Loslassen

Worum es geht

Ja, ich weiß – das klingt altmodisch und unwirksam. Ist es aber nicht, es ist ganz im Gegenteil ungemein befreiend und verbindend. Und vergessen Sie am besten alles, was Sie vielleicht von früher über Gebete wissen. Sie dürfen schimpfen wie ein Rohrspatz und dann lassen Sie los. Ihre Angelegenheiten sind in den besten Händen, die Sie sich vorstellen können. Auch wenn Sie vielleicht Vorurteile haben oder schlechte Erfahrungen, probieren Sie es einfach aus.

Beschreibung/Technik

Setzen Sie sich hin und sorgen Sie dafür, dass Sie eine Weile ungestört sind. Sie können schriftlich oder mündlich, laut oder in Gedanken sprechen. Wenden Sie sich an eine höhere Kraft (und wenn es erst einmal auch nur versuchsweise und mit Zweifeln ist), und erzählen Sie dieser höheren Kraft, was los ist. Seien Sie ganz ehrlich und zensieren Sie sich nicht – Sie dürfen

schimpfen und klagen und kleinlich sein. Sagen Sie, dass Sie nicht verstehen, warum gerade Ihnen das passiert, dass es ungerecht ist und Sie keine Lösung wissen. Sagen Sie alles, was Ihnen einfällt. Und was Sie schon immer gerne einmal losgeworden wären – werden Sie es jetzt los.
Wenn Sie fertig sind, dann übergeben Sie die ganze Angelegenheit Ihrer höheren Kraft und lassen Sie sie los – sie ist jetzt in guten Händen.
Wenn das Wort „Gott" für Sie unangenehm ist, weil es mit negativen Assoziationen wie Strafe, Rache, Müssen oder Intoleranz verbunden ist, dann wählen Sie einen Namen, der neutral oder positiv ist (der Name ist nicht die Kraft). Nehmen Sie eine Kraft oder Instanz, zu der Sie ein gutes Verhältnis haben. Das können auch Sie selbst sein: Sprechen Sie mit dem Teil von Ihnen, der zeitlos und groß ist. Andere Möglichkeiten sind:

- Gott/Göttin
- Vater/Mutter
- Quelle
- Selbst
- Tao
- Buddha
- Jesus/Maria

- Feld reinen Bewusstseins
- Nullpunkt-Feld
- Große Intelligenz
- Natur
- Lebenskraft

Dabei geht es nicht um Beliebigkeit, sondern um verschiedene Zugangswege zu einer Wahrheit.

Tipps und Hinweise

Beten Sie, sooft Sie möchten, aber lassen Sie danach auch so gut es geht los. Im Amerikanischen gibt es dazu einen Ausspruch „Let go and let God“, übersetzt etwa „Lass los und lass Gott machen“.
Beim Beten geht es nicht um Affirmationen oder Bestellungen beim Universum oder darum, etwas richtig zu machen und die richtigen Worte zu finden: Die höhere Kraft weiß, was Sie gerade durchmachen und was in Ihnen vorgeht – und liebt Sie. Und das ist nicht, wie Samuel Sagan das einmal so schön ausgedrückt hat, die an viele Bedingungen geknüpfte Liebe einer Katze, sondern die bedingungslose Liebe Christi. Die Liebe Christi (oder Ihres Selbst) kann durch nichts, was Sie sagen und tun oder nicht sagen und tun, verändert werden.

Hintergrund

Das Gebet als Gespräch mit einer höheren Kraft gibt es in fast jedem Kulturkreis, wobei es z. T. unterschiedliche Formen hat. Das kann von einem zwanglosen, vertrauten Zwiegespräch (wie in dieser Übung) bis hin zu sehr ritualisierten Formen wie beim Beten eines Rosenkranzes im Katholizismus gehen.

Wirkungsweise

Warum und wie das Gebet wirkt, ist noch nicht wirklich wissenschaftlich erforscht (soweit das überhaupt möglich ist), auch wenn es inzwischen schon einige Studien darüber gibt, *dass* es wirkt; siehe unten). Deshalb stelle ich Ihnen hier meine persönliche und subjektive Erklärung der Wirkung vor.

Wir bringen mit unserem Gebet einen Impuls an den Rand dieses geheimnisvollen Feldes. Das geschieht dadurch, dass wir zuerst das, was uns belastet (oder was uns freut) in unser Bewusstsein bringen und dann, sozusagen als Gesamtpaket oder Gestalt auf die Reise, also eben an jenen Rand schicken, und es dann loslassen. Dadurch sind wir für kurze Zeit (bevor unsere normalen Gedanken wieder einsetzen) im gegenwärtigen Moment und mit diesem Feld reinen Bewusstseins (Gott, Nullpunkt-Feld, Tao, Selbst usw.) verbunden. Dieses Feld hört uns zu oder, etwas wissenschaftlicher ausgedrückt, es wird durch unsere Wünsche und Absichten beeinflusst.

Es gibt ein schönes Zitat von Mutter Theresa zu diesem

Thema. Ein Besucher hatte gelesen, dass das Gebet in ihrem Leben einen zentralen Platz einnahm, und fragte sie, worüber sie spreche, wenn sie sich im Gebet mit Gott unterhalte. „Da sage ich nicht viel", kam prompt die Antwort, „ich höre lieber zu." Mit dieser Antwort noch nicht ganz zufrieden, fragte der Besucher weiter: „Und was sagt Ihnen Gott, wenn Sie so zuhören?" Mutter Theresa zögerte kurz und antwortet dann: „Wenn ich darüber nachdenke, sagt er auch nicht viel, sondern hört lieber zu!" (Zitat nach Peter Lincoln: *Wie der Glaube zum Körper findet*, S. 39).

Wir leben in einem bewussten Universum, sind aber normalerweise so mit unseren ununterbrochenen Gedanken beschäftigt, dass wir es nicht wahrnehmen und keinen Kontakt aufnehmen können. Wir sind Teil dieses Feldes und deshalb sind unsere Sorgen und Nöte und Wünsche dort in den besten Händen.

Dass Gebete wirksam sind, dafür gibt es inzwischen mehrere wissenschaftliche Studien (z. B. die sogenannte MAHI-Studie, bei der für herzkranke Menschen gebetet wurde).

Querverweise

- Quantenheilung
- Jetzt – Die Geborgenheit des jetzigen Augenblicks

8. Quantenheilung

Worum es geht

Ich liebe diese Technik. Sie ist einfach und überall anwendbar und hat in meinem Leben schon in mehreren Fällen für eine große Wirkung gesorgt. Sie wurde von dem Chiropraktiker Dr. Frank Kinslow entwickelt und gehört zu einem Bereich, den ich „Feldtechniken" nenne. Veränderung oder Heilung entsteht dabei durch die Art und Weise, wie wir ein Problem betrachten – statt mit normaler Aufmerksamkeit arbeiten wir hier mir reiner Aufmerksamkeit oder reinem Bewusstsein. Bewusste Aufmerksamkeit kann Probleme lösen und wir werden uns bei der Quantenheilung dieser heilenden und organisierenden Kraft bewusst.

Beschreibung/Technik

Wenn Sie noch keine Erfahrung mit dieser Art der Technik haben, ist es wahrscheinlich sinnvoll, die beiden Übungen aus dem Kapitel „Jetzt – Die

Geborgenheit des jetzigen Augenblicks“ zu machen. Dann ist Ihnen dieser Zustand der reinen Aufmerksamkeit schon bekannt und Sie wissen, wohin Sie bei der Quantenheilung möchten.

Nehmen Sie sich jetzt ein Problem (am Anfang empfiehlt sich eine akute körperliche Beschwerde, weil Sie den Effekt / die Wirkung daran am einfachsten überprüfen können), und stellen Sie fest, wie sehr Sie das Problem im Moment belastet (der sogenannte SUD-Wert) oder wie stark der Schmerz gerade ist.

Schritt 1

Formulieren Sie jetzt einmal klar (laut oder gedanklich) Ihr Ziel – nicht das Problem! – und lassen Sie dann alles los, was mit diesem Problem zu tun hat. Wie beim Beten formulieren wir hier unsere Intention oder unseren Wunsch und es ist gut, dabei möglichst positiv und präzise zu sein sowie das Ziel in der Gegenwart zu formulieren. Bei einer verspannten Schulter könnte das z. B. sein: „Eine entspannte, völlig verspannungsfreie und normal funktionierende Schulter“. Übergeben Sie dieses Ziel dann einer höheren Kraft oder lassen Sie es einfach los.

Schritt 2

Legen Sie jetzt einen Zeigefinger, wenn möglich auf die schmerzende Stelle oder eine andere Stelle, die sich richtig anfühlt. (Wenn das nicht geht, genauso wie bei emotionalen Themen, können Sie einfach irgendeine, gut erreichbare Stelle auswählen.)

Schritt 3
Legen Sie nun den anderen Zeigefinger auf eine andere, beliebige Stelle (sie sollte bequem zu erreichen sein).

Schritt 4
Konzentrieren Sie sich jetzt auf den ersten Zeigefinger und nehmen Sie interessiert alles wahr, was Sie dort fühlen – wie fühlt sich diese Stelle genau an? Achten Sie auf die Temperatur, Ihren Puls, die Kleidung, die Sie vielleicht wahrnehmen und alles, was Ihnen dort noch auffällt. Machen Sie das Gleiche dann mit Ihrem zweiten Zeigefinger. Achte Sie auch hier interessiert auf jede Information.

Schritt 5
Achten Sie jetzt auf beide Finger gleichzeitig.

Schritt 6
Werden Sie sich jetzt entspannt bewusst, dass Sie auf beide Finger gleichzeitig achten (meiner Erfahrung nach ist es hier hilfreich, die Augen etwas zu defokussieren).

Schritt 7
Warten Sie jetzt auf ein „Eu-Gefühl“ – das ist ein subtiles Gefühl von Frieden, Glück, Freude, freudiger Aufregung. Eu-Gefühle entstehen aus dem reinen Bewusstsein heraus und immer wenn wir damit verbunden sind, merken wir das an diesem leisen, aber sehr kraftvollen Gefühl.

Schritt 8

Machen Sie das so lange, bis sich bei der körperlichen Beschwerde ein Gefühl der Veränderung einstellt (das kann z. B. ein „Weicherwerden" des verspannten Muskels sein), oder bis Sie das Gefühl haben, dass es genug ist.

Schritt 9

Überprüfen Sie nun den SUD-Wert des Problems.

Tipps und Hinweise

Eine Sitzung kann von 15 Sekunden bis zu 5 Minuten dauern, in Ausnahmefällen auch länger. Führen Sie die Quantenheilung sooft durch, wie Sie möchten – es ist ein sehr angenehmer, wohltuender Vorgang.

Wenn Sie bemerken, dass Sie in Gedanken abgeschweift sind – kein Problem. Gehen Sie einfach wieder zu der interessierten Beobachtung Ihrer Fingerspitzen und der „Beobachtung der Beobachtung" zurück.

Jede Anwendung löst Blockaden und Hindernisse in Ihnen und die Methode wird mit jeder Anwendung deshalb leichter und effektiver – Sie tun sich damit also in jedem Fall etwas Gutes.

Sie können mit Quantenheilung sowohl sich selbst als auch andere behandeln. Sie müssen den Prozess nur starten – den Rest macht das Feld reinen Bewusstseins für Sie.

Hintergrund

Quantenheilung gehört, genau wie *Matrix Energetics* von Dr. Richard Bartlett, zu einem Bereich, den ich als „Feldtechniken" bezeichne. Sie arbeiten mit dem Nullpunkt-Feld oder Feld reinen Bewusstseins, das nach Vorstellung einiger bekannter Forscher wie Niels Bohr, aber auch gemäß der indischen und chinesischen Philosophie, die Basis aller Existenz, selbst aber formlos, unbegrenzt, undifferenziert und reines Potenzial ist. Im Rigveda, einem der Texte der Veden, heißt es: „Am Anfang gab es weder Existenz noch Nichtexistenz, die ganze Welt war nichtmanifeste Energie." Und im Tao Te King, einem der Basistexte des Taoismus, steht: „Das Tao bezeichnet man als die große Mutter: Leer und doch unerschöpflich bringt es unzählige Wesen hervor. Es ist immer in dir da. Du kannst es ganz nach Belieben verwenden."

Wirkungsweise

Frank Kinslow beschreibt die Wirkungsweise der Quantenheilung so, dass wir durch die einzelnen Schritte leicht in einen Zustand der reinen Aufmerksamkeit gelangen und dadurch der Intelligenz dieses subtilen Grundzustandes erlauben, Materie ohne Störung neu zu schaffen oder zu reorganisieren.

Durch reine Aufmerksamkeit, die nicht gestört wird von dem üblichen Dauerfeuer unserer Gedanken, haben wir offensichtlich Zugang zu diesem Feld. Die Folge davon

ist eine Neuordnung unserer inneren Organisation auf einer höheren Ebene.
Auf jeden Fall hat Quantenheilung eine ordnende Wirkung auf das vegetative Nervensystem und nach meiner persönlichen Erfahrung synchronisiert es die Funktion beider Hemisphären.

Querverweise

- Beten und Loslassen
- Jetzt – Die Geborgenheit des jetzigen Augenblicks

9. Sedona-Methode

Worum es geht

Die Sedona-Methode ist eine Fragetechnik und eignet sich sehr gut für die Lösung festgefahrener Emotionen oder Zustände. Sie ist einfach, dabei gleichzeitig aber sehr effektiv und wohltuend. Dabei gibt es keine „richtigen"oder „falschen" Antworten, sondern jede Antwort, die von innen herauskommt, wird das Problem positiv verändern. Das Ziel ist ein Loslassen unerwünschter und schmerzhafter oder blockierender Gedanke und Gefühlen mithilfe einiger einfacher Fragen, die wir uns selbst stellen.

Beschreibung/Technik

Nehmen Sie sich eine festgefahrene Emotion oder einen inneren Zustand, den Sie verändern möchten, z. B. der Groll auf jemanden oder Angst vor einer bestimmten Situation, und beantworten Sie dann folgende Fragen:

1. Könnte ich mir erlauben, dieses Gefühl voll und ganz zu fühlen? Was fühle ich jetzt, in diesem Moment?
2. Könnte ich dieses Gefühl willkommen heißen?
3. Könnte ich dieses Gefühl loslassen? Könnte ich es loslassen?
4. Wäre ich bereit dazu?
5. Wann?

Wiederholen Sie diese 5 Fragen so lange, bis Sie eine Veränderung Ihrer Emotion oder Ihres Zustandes wahrnehmen.

Tipps und Hinweise

Sie können diese Fragesequenz beliebig oft und für verschiedene Themen wiederholen. Je nachdem, was Ihnen besser liegt, können Sie die Fragen entweder schriftlich oder gedanklich bearbeiten.
Die Sedona-Methode eignet sich auch sehr gut auch für körperliche Probleme, wie eine verspannte Schulter.
Es gibt bei dieser Technik keine „richtige" Antwort, nur Ihre. Auch wenn Ihre Antwort „Nein" ist, verändert sich etwas. Es geht um Aufrichtigkeit und Ehrlichkeit sich selbst gegenüber.

Hintergrund

Die Sedona-Methode wurde von Lester Levenson entwickelt und von seinem Schüler Hale Dwoskin international bekannt gemacht. Der Name bezieht sich auf den Ort Sedona in den USA, in dem Lester Levenson lebte und seine Methode unterrichtete. Obwohl diese Technik aus dem westlichen Kulturkreis stammt, gibt es auch in östlichen Kulturen, besonders im Buddhismus, Selbstbefragungstechniken - so z. B. im Vipassana, einer Einsichtsmeditation, die als Ziel das Erkennen der Wahrheit hat, oder der Neti-Neti-Vicharana-Meditation, die versucht, unsere Identifikation mit Gefühlen, Gedanken oder Körperempfindungen zu lösen.

Wirkungsweise

Bei dieser Selbstbefragung stellen wir fest, dass wir nicht unsere Probleme oder Emotionen *sind*, sondern sie haben – und entsprechend auch verändern oder loslassen können. Das schafft Abstand und ermöglicht oft ein Umdenken. Alte Muster können sich lösen und neue, gesündere bilden.
Die Wirkungsweise der einzelnen Fragen speziell sind:

Zu 1:
Statt unsere (unangenehmen) Gefühle oder Empfindungen zu verdrängen oder zu versuchen, sie loszuwerden oder gegen sie anzukämpfen, nehmen wir sie einfach nur bewusst wahr. Und durch diese bewusste Wahrnehmung

verändert sich das Problem bereits (siehe Quantenheilung), ohne, dass wir irgendetwas aktiv daran tun müssen.

Zu 2:
Wenn wir etwas zur Abwechslung einmal willkommen heißen, das wir sonst reflexartig bekämpfen und loswerden wollen, entsteht ein sehr interessanter Effekt – nämlich Entspannung und Deeskalation. Es ist sehr befreiend, einmal keinen Widerstand gegen uns selbst oder gegen etwas in uns aufzubauen – etwas, das sowieso nicht funktioniert, da wir dabei ja gegen uns selbst kämpfen und uns nicht ausweichen können. Stattdessen begegnen wir dem, was gerade in uns da ist, mit Interesse, Integration und Bejahung – und plötzlich verliert es seinen Schrecken.

Zu 3:
Sie müssen sich hier nicht bemühen, etwas loszulassen, sondern Sie stellen sich nur die Frage, ob Sie es loslassen *könnten*. Und es verändert die Situation, wie gesagt, auch dann, wenn Ihre ehrliche Antwort „Nein" oder „Ich weiß es nicht" ist. Eine sehr gute Ergänzung, die ich immer in meine Selbstbefragung integriere, ist die Frage „Könnte ich dieses Gefühl für einen kurzen Moment loslassen?", bevor ich mir die Frage stelle „Könnte ich es loslassen?". Für einen kurzen Moment könnten wir das meiste loslassen und dann ist die zweite Frage oft leichter zu beantworten.

Zu 4:

Genauso wichtig, wie die Frage, ob ich es könnte, ist die Frage, ob ich überhaupt bereit dazu wäre. Wir hängen oft unbewusst an vertrauten Gefühlen, Gedanken und Zuständen, auch wenn sie schmerzhaft oder belastend sind, oder wir glauben unterbewusst, einen Vorteil davon zu haben. Diese Frage ist also sehr interessant und zeigt uns, an welchen Zuständen wir (noch) unbewusst festhalten.

Zu 5:

Schön wäre hier die Antwort „Jetzt!", aber jede andere ehrliche Antwort ist genauso willkommen und richtig und wird das Problem verändern.

Querverweise

- Quantenheilung
- Alles o.k.
- Jetzt – Die Geborgenheit des jetzigen Augenblicks
- The Work von Byron Katie

10. Steine-Übung

Worum es geht

Bei dieser Übung geht es darum, sich eine problematische Situation dadurch klarer und verständlicher zu machen, indem wir sie mithilfe von Gegenständen oder Karteikarten vor uns hinlegen. Dadurch gewinnen wir Abstand und können sie objektiver und von einer höheren Warte aus betrachten. Oft ergeben sich so neue Möglichkeiten und bessere Lösungen, die wir, so lange wir bis über beide Ohren in der Situation stecken, nicht sehen können.

Ich mag diese Übung sehr und wende sie regelmäßig an, weil sie auch sehr komplexe und verwobene Situationen so greifbar macht und immer wieder neue Aspekte zum Vorschein bringt.

Wir stellen bei dieser Übung zuerst den aktuellen Ist-Zustand einer Situation oder eines Problems dar und verändern diesen dann so lange, bis wir ein neues Muster gefunden haben, das sich besser und richtig anfühlt.

Beschreibung/Technik

Es gibt zwei Möglichkeiten, mit dieser Technik zu arbeiten – einmal gedanklich und einmal mit konkreten Gegenständen oder Kärtchen.

Variante 1

Wählen Sie ein aktuelles Thema oder Problem aus. Sorgen Sie dann dafür, dass Sie etwa eine halbe Stunde ungestört sind, und legen oder setzen Sie sich bequem hin. Schließen Sie Ihre Augen und entspannen Sie sich - entweder mit der Kopf-bis-Fuß-Entspannung oder indem Sie Ihren Atem immer ruhiger und tiefer werden lassen. Suchen Sie sich jetzt in Gedanken einen Ort, an dem Sie sich vollkommen wohl, sicher und geborgen fühlen. Das kann ein konkreter Ort aus Ihrer Erinnerung sein oder Sie erschaffen sich in Gedanken diesen Ort. Stellen Sie sich jetzt vor, wie Sie sich an diesem Ort hinsetzen und alle Sorgen, Nöte und Gedanken dort von Ihnen abfallen. Hier an diesem Ort ist alles in Ordnung. Sie können jetzt Ihre Situation oder das Problem ganz objektiv und mit einem gesunden Abstand betrachten. Sie sehen jetzt vor Ihnen verstreut eine Anzahl verschiedener Steine. Jeder dieser Steine trägt ein Symbol, das sich irgendwie auf die verschiedenen Aspekte (z. B. ein Projekt, der Arbeitskollege, Ihre Chefin, die Wohnung etc.) Ihrer Situation oder Ihres Problems bezieht. Einer der Steine repräsentiert Sie – nehmen Sie sich diesen Stein als Erstes und legen Sie ihn auf eine freie Fläche vor Ihnen so hin, wie es Ihnen richtig erscheint. Nehmen Sie jetzt jeden der anderen

Steine einzeln in Ihre (geistige) Hand und betrachten Sie ihn genau: Wie sieht er aus, welches Symbol befindet sich darauf, wie fühlt er sich an? Welche Farbe, welche Struktur hat der Stein? Wie stehen Sie zu ihm? Legen Sie ihn dann so, wie Sie ihn im Moment in Bezug auf sich und Ihren Stein empfinden. Schieben Sie die Steine, wenn nötig, so lange hin und her, bis sie den aktuellen Zustand Ihres Problems oder Ihrer Situation widerspiegeln.

Lassen Sie dieses Bild eine Weile auf sich wirken und sammeln Sie die Steine dann wieder „mental" ein. Legen Sie sie jetzt bewusst neu, von Ihrem Stein ausgehend, bis sie ein Muster haben, das Ihnen zusagt und sich richtig anfühlt. Dabei können Sie die Steine wieder so lange hin- und herschieben, bis sie eine Anordnung haben, die Ihnen ein Gefühl von Gleichgewicht und Richtigkeit gibt.

Betrachten Sie nun dieses neue Muster, bis Sie damit vertraut sind, und lassen Sie es auf sich wirken. Achten Sie auf die Position der einzelnen Steine, ihre Beziehung zueinander und ihre Entfernung in Bezug auf Ihren Stein. Hat sich die Gewichtung mancher Steine oder Bereiche verändert? Prägen Sie sich das Muster bzw. Bild gut ein. Atmen Sie dann mehrmals bewusst tief ein und aus und kommen Sie langsam wieder in den normalen Bewusstseinszustand zurück. Zeichnen Sie sich das Muster auf ein Blatt Papier und kommen Sie bei Bedarf darauf zurück. Wenn nötig, wiederholen Sie die Übung und achten Sie darauf, ob und was sich verändert oder anders verläuft.

Variante 2

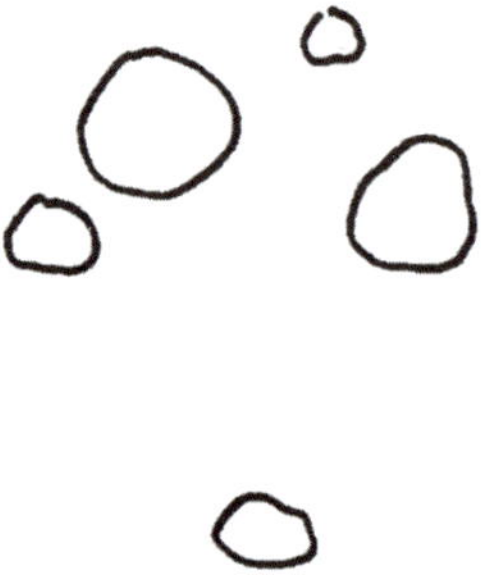

Wählen Sie eine aktuelle Situation oder Problem aus, womit Sie arbeiten möchten, und schreiben Sie zuerst auf, aus welchen einzelnen Aspekten – Personen, Dingen oder Umstände – diese Situation, dieses Problem besteht. Suchen Sie jetzt in Ihrer Umgebung für jeden dieser Aspekte einen kleineren, transportablen Gegenstand, der von Ihrem Gefühl her diesem Aspekt ähnelt oder diesen Aspekt repräsentiert. Das muss keine äußere Ähnlichkeit sein – es reicht, wenn er für Sie einen Bezug zum Thema hat. Suchen Sie auch einen Gegenstand, der Sie selbst repräsentiert. Legen Sie jetzt die Gegenstände so vor sich hin, dass Sie genügend Platz zum Auslegen haben, und nehmen Sie dann jeden Gegenstand, beginnend mit Ihrem, in die Hand. Warum haben Sie diesen Gegenstand gewählt? Was sagt er Ihnen über das, wofür er steht? Fühlt er sich gut oder nicht so gut an? Lassen Sie jeden Gegenstand auf sich wirken und legen

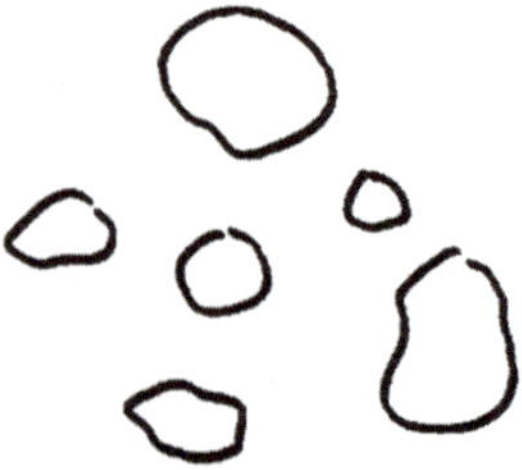

Sie ihn dann, ausgehend von Ihrem Gegenstand, so hin, wie er Ihrem Gefühl nach im Moment positioniert ist. Schieben Sie, wenn nötig, alle Gegenstände so lange hin und her, bis Sie eine objektive Beschreibung des Ist-Zustandes haben.

Sie können sich das Muster einprägen oder aufzeichnen, um später den Ist-Zustand mit dem Ziel-Zustand besser vergleichen zu können.

Verändern Sie jetzt die Position der Gegenstände so lange, bis Sie ein Muster gefunden haben, das sich richtig und stimmig für Sie anfühlt bzw. bis Sie das Gefühl haben, dass jeder Gegenstand nun an seinem Platz ist. Lassen Sie auch dieses Bild eine Weile auf sich wirken und genießen Sie das Gefühl von Kraft, Ausgewogenheit und Richtigkeit. Prägen Sie sich das Bild dann ein oder zeichnen Sie es auf. Bedanken Sie sich bei den Gegenständen (probieren Sie es einfach aus) und bringen Sie sie dann dorthin zurück, wo Sie sie entdeckt haben. Heben Sie sich beide Zettel auf und machen Sie diese Übung bei Bedarf nach einiger Zeit noch einmal. Achten Sie darauf, ob sich inzwischen etwas verändert hat.

Tipps und Hinweise

Sie können die einzelnen Aspekte auch auf kleine Karteikärtchen schreiben und die Übung damit machen.

Als Repräsentanten können Sie ganz unterschiedliche Dinge nehmen – Steine, Gegenstände, Karteikärtchen oder Küchenutensilien. Sie sollten für Sie nur eine

Beziehung haben zu dem Aspekt, für den sie stehen, damit Sie sie in dem Muster wiedererkennen.
Manchmal ergibt das Muster neue Lösungen, die man dann direkt umsetzen kann, manchmal ist es schon genug, einfach die Übung zu machen und damit einen Impuls zu setzen, der dann Veränderungen in Gang setzt. Sie müssen dem neuen Muster natürlich nicht folgen, es kommt aber oft automatisch zu einer innerlichen Neuausrichtung.
Die Steine-Übung in Gedanken zu machen, hat den Vorteil, dass Sie freier in der Gestaltung und Auswahl der Repräsentanten sind, erfordert aber ein gewisses Maß an Konzentrationsfähigkeit. Die zweite Variante ist deutlich greifbarer, aber, je nach Verfügbarkeit und Übereinstimmung der Gegenstände oder Repräsentanten, etwas eingeschränkter.
Bewahren Sie die Kärtchen, Steine oder Gegenstände auf und machen die Übung immer dann, wenn Sie entweder das Gefühl haben, vor einer neuen Entscheidung zu stehen, oder wenn Sie neue Kraft für die Verwirklichung Ihrer Ziele brauchen.
Nehmen Sie nichts von den Steinen oder Repräsentanten weg, stellen Sie sie nur so um, dass sie ein gutes und harmonisches Muster bilden.

Hintergrund

Diese Übung stammt aus einer westlichen Form des Schamanismus, wird aber auch sehr ähnlich in der Systemtheorie oder Systemik verwendet.

Der Begriff „Schamane" stammt sehr wahrscheinlich aus dem Tungusischen, wobei Zuordnung und Etymologie etwas umstritten sind. Schamanismus ist keine Religion, sondern er bezeichnet eine Reihe von Techniken, mit deren Hilfe man durch Bewusstseinsveränderung oder -erweiterung Einblick in die Vergangenheit, Gegenwart und Zukunft gewinnen und diese verändern kann. Die zentrale Idee des Schamanismus ist, dass der Kosmos bewusst und belebt ist und dass alle Erscheinungen, ob Menschen, Tiere, Pflanzen, Steine oder Naturereignisse, eine eigene Energie haben. Durch eine Veränderung des eigenen Bewusstseinszustandes kann man Zugang zu / mit dieser Energie und dem gesamten, im Kosmos gespeicherten Wissen Kontakt aufnehmen. Nach Erkenntnissen des Anthropologen Jeremy Narby findet diese Übermittlung dadurch statt, dass die im Schamanismus verwendeten Techniken neurologische Veränderungen hervorrufen, die es ermöglichen, Informationen aus der DNS zu empfangen. Und die DNS wiederum ist der globale Wissensspeicher aller Lebewesen. Ein ähnlicher Erklärungsansatz geht davon aus, dass unser Gehirn in der Lage ist, mit Quantenprozessen zu interagieren und sowohl Bewusstsein oder Impulse in das Nullpunkt-Feld einzuspeisen, als auch Informationen daraus abzurufen.

Schamanismus hat, obwohl schon sehr lange praktiziert, erstaunliche Parallelen mit modernen wissenschaftlichen Ansätzen wie der Systemtheorie, der Theorie der morphischen Felder oder der Quantenphysik.

Wirkungsweise

Durch das Darstellen von inneren Bildern bzw. unserer Empfindung einer Situation, externalisieren wir dieses Bild, d. h. bringen es nach außen. Dadurch gewinnen wir zum einen Abstand zu dem Problem oder der Situation und können sie objektiver betrachten. Zum anderen wird dadurch das gesamte Bild sichtbar, wir verstehen Zusammenhänge und können Lösungen sehen, die wir vorher, sozusagen aus der Froschperspektive, nicht sehen konnten.
Neurologisch findet dabei eine Neuausrichtung und -organisation unserer inneren Bilder (neuronale Netze) statt und es entstehen neue Denk-, Fühl- und Verhaltensweisen, die die gesamte Situation verändern können.
Warum dass so ist, dafür gibt es mehrere Erklärungsansätze. Die des Schamanismus haben wir oben schon kennen gelernt: Durch die Verbundenheit aller Lebewesen kommt es über das Erkennen und Verstehen zu Veränderungen in mir und einer Neuausrichtung meiner Sichtweise und dadurch letztendlich des gesamten Problems. Die Systemtheorie, die sich mit der Selbstorganisations- und Steuerfähigkeit komplexer Systeme beschäftigt, geht von einer ganz ähnlichen Erklärung aus, dass die

Veränderung eines Teils eines Systems auch Veränderungen in allen oder vielen anderen Teilen des Systems zur Folge hat.

Querverweise

- Quantenheilung
- Aufräumen und Entrümpeln

11. Aufräumen und Entrümpeln

Worum es geht

Diese Übung stammt aus dem modernen Feng Shui und ist ganz besonders in Zeiten von Umbrüchen und Stagnation sehr hilfreich und befreiend.

Beschreibung/Technik

Sie brauchen für diese Übung einen Grundriss Ihrer Wohnung, große Müllsäcke sowie vier große Umzugskartons aus Pappe. Wenn Sie schon einen Grundriss vom Architekten haben, können Sie einfach eine Kopie davon machen und diese verwenden.

Schritt 1

Beschriften Sie jetzt die vier Kisten mit folgenden Kategorien:

- Weggeben (entweder verschenken oder einer karitativen Einrichtung geben)

- Verkaufen (z. B. beim Flohmarkt oder im Internet etc.)
- Wegwerfen / Entsorgen
- Weiß noch nicht so recht / Erst noch eine Weile behalten (Schauen Sie diese Kiste aber wirklich nach sechs Monaten noch einmal durch und sortieren Sie gegebenenfalls den Inhalt dann in eine der anderen drei Kisten.)

Schritt 2

Gehen Sie jetzt mit dem Plan durch Ihre Wohnung oder Ihr Haus und markieren Sie darauf alles Folgende:

- Möbelstücke, die im Weg stehen, nicht benutzt werden, kaputt sind oder die Ihnen nicht (mehr) gefallen
- „Kruschtelecken" – d. h. Bereiche, in denen sich Überflüssiges, Unsortiertes, Kaputtes, Müll etc. sammelt (Ecken, Bereiche hinter der Tür oder unter dem Schrank, Schubladen, Schränke, Abstellkammern usw.), Schränke und Schubladen mit Kleidung, die Sie im letzten Jahr nicht getragen haben, die zu klein, zu groß, zu eng, zu weit oder unmodern geworden ist oder schon immer gekratzt hat
- Papiere, Unterlagen und Bücher, die unsortiert, unabgelegt, überholt oder ungelesen sind

- Elektrogeräte, die kaputt sind, nie benutzt werden oder die Sie doppelt besitzen
- In der Küche abgelaufene Lebensmittel, überflüssige, nie benutzte Küchenutensilien und Geschirr, kaputte Küchengeräte, Nippes, den Sie eigentlich gar nicht mögen etc.
- Im Bad überflüssige, nie benutzte (Sie haben meist einen guten Grund dafür) oder abgelaufene Kosmetika, neunzig der hundert Handtücher, die sich im Lauf der Jahre ansammeln und Nippes auf den Borden
- Auf dem Schreibtisch Papiere, leere Stifte, ungemachte Ablage, Briefe, die Sie seit einem Jahr „irgendwann einmal" beantworten wollten und auch hier Nippes
- Im Keller / auf dem Dachboden Kisten, die seit dem letzten Umzug dort noch immer unberührt und unvermisst stehen, alte, kaputte Sachen, die Sie schon lange zum Sperrmüll bringen wollten, aber nie dazu gekommen sind usw. Das gilt auch für Garagen, Balkone, Terrassen, Gärten und andere Abstellbereiche. Keller und Dachboden stehen im modernen Feng Shui für den Bereich unseres Unterbewussten, da wir dort Dinge lagern, mit denen wir uns nicht beschäftigen oder auseinandersetzen möchten.

Schritt 3

Fangen Sie jetzt mit einer einzigen Stelle an (vor allem, wenn Sie schon sehr viel angesammelt haben oder es Ihnen generell schwerfällt, Dinge wegzuwerfen und zu entrümpeln) – so türmt sich das Entrümpeln nicht als Riesenberg vor Ihnen auf, sondern ist etwas, das machbar und direkt umsetzbar ist. Das kann sein:

- eine Schublade
- ein Fach im Kleiderschrank/Kommode
- das Gewürzbord in der Küche
- die rechte, hintere Ecke des Schreibtisches

Sortieren Sie jetzt die Dinge in eine der vier Kisten ein (oder werfen Sie sie, wenn möglich, einfach direkt weg). In Ihrer Wohnung sollte nichts sein, das

- Sie nicht (mehr) brauchen,
- das Ihnen nicht gut tut.

Tipps und Hinweise

Führen Sie diese Entrümpelungsaktion regelmäßig durch, vor allem, wenn Sie Schublade für Schublade entrümpeln. Aber auch sonst sammelt sich im Lauf der Zeit immer wieder so Einiges an.

Erfahrungsgemäß macht das Entrümpeln, wenn man einmal damit angefangen hat, immer mehr Spaß – und so kann es sein, dass Sie mit einer Schublade angefangen und am Ende des Wochenendes dann erschöpft, aber glücklich die komplette Wohnung entrümpelt haben.

Hintergrund

Diese Übung stammt, wie gesagt, aus dem modernen Feng Shui. Feng Shui ist in seiner klassischen Form schon sehr alt – mehr als 2500 Jahre – und stammt ursprünglich aus dem vordynastischen, schamanischen China. Es ist die Lehre von der Wechselwirkung zwischen Mensch und Umgebung und geht davon aus, dass wir in einem ständigen Austausch mit unserer Umwelt stehen. Eine gute, harmonische Umgebung wirkt sich positiv auf unser Wohlbefinden aus, während eine ungünstige, stressbelastete Umgebung uns anstrengt und auf Dauer schwächt.

Wirkungsweise

Feng Shui geht davon aus, dass sich automatisch unsere interne Organisation oder Struktur mitverändert, wenn wir etwas an der Struktur unserer Umgebung verändern. Bei dem modernen Feng Shui, das sich in den letzen 20 Jahren auf Basis des klassischen Feng Shui entwickelt hat, kommt noch ein Aspekt dazu, den man als „Raumpsychologie" beschreiben kann. Modernes Feng Shui geht davon aus, dass unsere Umgebung uns nicht nur beeinflusst, sondern auf der anderen Seite auch Spiegel und Verstärker unserer inneren Vorgänge ist. Über diese wechselseitige Beziehung lässt sich durch gezieltes Aufräumen und Entrümpeln unserer Umgebung unser Denken, Fühlen und Tun positiv beeinflussen. Jeder unbenutzte, überflüssige oder störende Gegenstand, alles Unaufgeräumte, Unsortierte oder Veraltete löst eine körperliche, geistige und seelische Reaktion in uns aus – es drückt sozusagen einen roten Knopf. Diese Reaktionen sind uns zwar oft un- oder nur vage bewusst, sie wirken sich aber trotzdem fühlbar auf unseren Gesamtorganismus aus. Je weniger dieser roten Knöpfe sich also in unserer Umgebung befinden, desto entspannter, gelassener und klarer sind wir. Eine aufgeräumte, klare und gut strukturierte Wohnung bedeutet damit eine große Hilfe für einen klaren Kopf, ein klares Herz und einen klaren Geist.

Querverweise

- Steine-Übung
- Beten und Loslassen

12. Danke! Die Kraft der Dankbarkeit

Worum es geht

Ja, ich weiß - im Moment gibt es in Ihrem Leben möglicherweise nicht sehr viele Grüne dafür, dankbar zu sein. Aber geben Sie dieser Übung trotzdem eine Chance; wenn sie Ihnen nicht gefällt oder gut tut, dürfen Sie sie getrost beiseitelegen und vergessen.

Gerade in schwierigen Zeiten ist es oft seltsam hilfreich und wohltuend, antizyklisch zu arbeiten - dankbar zu sein, wenn alles glatt läuft, ist ja keine große Kunst, dankbar zu sein, wenn es das nicht tut, braucht dagegen Größe. Und Sie werden wahrscheinlich bemerken, dass sich durch diese Übung bzw. diese Haltung auch etwas in Ihnen und Ihrer momentanen Situation verändert.

Beschreibung/Technik

Nehmen Sie sich für die nächsten zwei Wochen bewusst vor, morgens und abends jeweils vier Dinge (Menschen, Umstände, Fähigkeiten, Erlebnisse etc.) zu finden, für die Sie dankbar sind. Hilfreich sind dabei die Fragen:

- Was war heute schön?
- Was habe ich Schönes in meinem Leben erlebt?
- Was ist gut in meinem Leben?
- Wofür bin ich dankbar in meinem Leben?

Bleiben Sie hartnäckig und suchen Sie so lange, bis Sie vier Dinge gefunden haben. Am einfachsten ist die Frage „Was war heute schön?". Das können auch Kleinigkeiten sein wie „Das Wetter heute Mittag war schön" oder „Der Zahnarzt hat bei der Kontrolle nichts gefunden". Je öfter Sie diese Übung machen, desto mehr Dinge werden Ihnen bewusst, die gut sind in Ihrem Leben.

Tipps und Hinweise

Sie können sich die Dinge, die Sie gefunden haben, in einem Notizbuch aufschreiben und öfters durchlesen. Das rückt das Gefühl, dass nichts in Ihrem Leben funktioniert oder gut ist bzw. war, wieder in die richtige Perspektive und zeigt, dass eigentlich schon ziemlich Vieles in Ihrem Leben gut ist.

Sie können diese Übung mit je acht Dingen pro Tag über zwei Wochen machen, oder Sie können sie noch etwas steigern: Finden Sie dafür in der ersten Woche je acht Dinge pro Tag und in der zweiten Woche je zwölf (sechs morgens und sechs abends).
Finden Sie immer wieder neue Dinge, die schön sind oder für die Sie dankbar sind – sie dürfen am Anfang auch gerne etwas dürftig oder an den Haaren herbeigezogen sein. Lassen Sie nicht nach, bis Sie Ihre vier Gründe, dankbar zu sein, gefunden haben.
Sie können die Übung auch zweimal täglich zu einer anderen Tageszeit machen (z. B. auf dem Weg zur Arbeit, auf dem Spielplatz, beim Einkaufen etc.). Morgens und Abends hat sich insofern bewährt, als dass wir damit besser in den Tag starten bzw. deutlich besser ein- und durchschlafen.
Machen Sie die Übung auch bzw. besonders, wenn Sie überhaupt keine Lust dazu haben oder Ihnen gar nicht danach ist – dann ist sie erfahrungsgemäß besonders hilfreich und wohltuend.

Hintergrund

In jeder spirituellen Tradition, die ich kenne, ist die Kraft der Dankbarkeit bekannt und wird praktiziert.

Wirkungsweise

Je dankbarer ich für das bin, was ich (trotz Krise) alles in meinem Leben habe, desto leichter kann ich aus dem Teufelskreis „Krise – Angst / Sorge / Unzufriedenheit" herauskommen.

Emotional betrachtet versetzt Sie die Übung in einen anderen Grundzustand, eine „höhere" Frequenz oder Schwingung. Sie fühlen sich dadurch besser und dadurch, dass Sie sich verändern, kann sich auch die gesamte Situation verändern.

Neurologisch gesehen werden dadurch alte neuronale Netze (Neuronen, die zusammen „feuern") wie Angst, Sorge, Unzufriedenheit, Neid, Mangel etc. deaktiviert und neue, z.B. Dankbarkeit, Freude, Sicherheit, Fülle etc., verschaltet und aktiviert. Sie ersetzen damit alte, weniger hilfreiche Denk- und Fühlgewohnheiten durch neue, wesentlich bekömmlichere und sinnvollere.

Und wenn wir die Erkenntnisse über die Eigenschaften des Nullpunkt-Feldes einbeziehen, dann sind wir über das Feld mit allem verbunden, reagieren aber besonders stark mit Dingen, die uns ähnlich (isomorph) sind. Das bedeutet, dass unsere gegenseitige oder wechselseitige Resonanz mit den Ereignissen / Zuständen / Menschen am stärksten und intensivsten ist, die unserem Zustand am ähnlichsten sind. Wenn wir also immer wieder auf Dinge achten, die schön oder für die wir dankbar im Leben sind, dann verändert sich unsere Resonanz und sucht sich „Gleichgesinnte".

Querverweise

- Alles o.k.

13. Alles o.k.

Worum es geht

Genau wie Ho'oponopono ist diese Technik etwas für mutige, neugierige und abenteuerlustige Menschen – nicht, weil sie schwierig oder anstrengend wäre, sondern weil sie einen radikalen Wechsel des Blickwinkels voraussetzt. Es geht bei dieser Technik darum, den gegenwärtigen Ist-Zustand zu akzeptieren und den eigenen (aufreibenden, kräftezehrenden und wirkungslosen) Widerstand dagegen aufzugeben. Dadurch passiert etwas Ungewöhnliches: Zuerst entsteht ein großes Gefühl der Erleichterung – wir müssen nicht mehr gegen die Realität und uns selbst ankämpfen. Und danach ist tastsächlich eine Veränderung des Ist-Zustands möglich. Erst, wenn wir die Existenz von etwas anerkennen, können wir etwas dagegen tun. Eine Akzeptanz des Ist-Zustandes ist also die notwendige Voraussetzung für eine Veränderung.
Probieren Sie diese Technik einfach aus und überprüfen Sie selbst ihre Wirkung.

Beschreibung/Technik

Es gibt zwei Möglichkeiten, mit der Alles-o.k.-Technik zu arbeiten. Ich stelle Ihnen hier ausnahmsweise die Wirkungsweise der beiden Techniken schon direkt bei der Beschreibung der einzelnen Schritte vor, damit es für Sie übersichtlicher und besser nachvollziehbar ist.

Variante 1

Suchen Sie sich ein Problem oder Thema aus, mit dem Sie arbeiten möchten. Beschreiben Sie dann in wenigen Sätzen das Problem und ergänzen Sie Ihre Gefühle und Reaktionen darauf, z. B.: „Ich bin bei der Arbeit völlig überfordert. Der Zeitdruck lässt mich Fehler machen. Ich bin wütend auf meine Chefs, weil sie mich so unter Druck setzen und wütend auf mich selbst, dass ich so langsam bin und ich das mit mir machen lasse und mich nicht dagegen wehre."
Nehmen Sie jetzt jeden einzelnen Satz, jeden Aspekt Ihres Problems, und sagen Sie:

- Ja, das ist da.
- Ich nehme es an, auch wenn ich es für den Rest meines Lebens haben werde.

Für all Ihre eigenen Gefühle und Reaktionen fügen Sie dann noch dazu:

- Danke für das, was du versuchst, für mich zu tun.

Wirkungsweise

Zu 1:
Wir erkennen hier einfach die Existenz einer Situation oder eines Problems an, statt vergeblich zu versuchen, das Ganze zu verdrängen. „Es ist da" heißt dabei nicht, dass Sie es gut finden müssen, sondern einfach nur, dass Sie seine Existenz anerkennen. Dadurch wird Veränderung überhaupt erst möglich.

Zu 2:
In diesem zweiten Schritt geht es um die Konsequenz, mit der wir den Ist-Zustand anerkennen und annehmen. Das funktioniert dann am besten, wenn Sie nicht nur Ja sagen, sondern es auch wirklich meinen, und es nicht nur in der Hoffnung dahersagen, dass es dadurch weggeht. Es ist unglaublich befreiend, endlich nicht mehr gegen etwas ankämpfen zu müssen und nichts mehr daran tun zu müssen.

Zu 3:
Mit diesem dritten Schritt erkennen wir an, dass hinter all unseren Ängsten, Angewohnheiten, Denk- und Fühlgewohnheiten eine positive Intention steht, die im Grunde versucht, uns zu helfen. Sie müssen sie dabei weder kennen noch verstehen – es reicht, die Möglichkeit anzuerkennen, dass das Problem Ihnen helfen möchte, auch wenn oft eine sehr kindliche Logik hinter diesen Hilfsversuchen steht und sie in der Realität nicht funktionieren.

Tipps und Hinweise

Schritt 3 eignet sich sehr gut für Eigenschaften, Gefühle, Haltungen etc. in Ihnen. Wenn Sie möchten, können Sie sich neugierig und interessiert auf die Suche nach der positiven Intention machen. Fragen Sie sich einfach: „Was könntest du versuchen, Positives für mich zu erreichen?", oder: „Was könnte dieses Gefühl / dieser Gedanke / dieser Widerstand / diese Überzeugung / diese Blockade / diese Krankheit versuchen, Positives für mich zu erreichen?"

Variante 2

Bei dieser zweiten Variante gehen wir noch einen Schritt weiter und akzeptieren nicht nur den Ist-Zustand und die grundsätzlich positive Intention unserer Probleme, sondern erlauben der momentanen Realität, so in Ordnung zu sein, wie sie ist.
Suchen Sie sich dafür ein Problem aus, an dem Sie arbeiten möchten (das kann das Gleiche sein wie in Variante 1 oder ein anderes) oder eine Situation, die Ihnen momentan zu schaffen macht. Beschreiben Sie auch hier wieder in einigen Sätzen das Problem und Ihre Gefühle, Gedanken und Reaktionen dazu.
Schreiben, denken oder sagen Sie jetzt hinter jedem der Sätze:

- Es ist in Ordnung.

Es ist also in Ordnung, dass Sie z. B. diese Schwierigkeiten mit Ihrer Mutter haben und dass Ihre Mutter auf diese Art und Weise denkt, fühlt und reagiert. Und es ist in Ordnung, dass Sie es überhaupt nicht in Ordnung finden und sich schrecklich darüber aufregen.

Wirkungsweise

Wenn Sie Ihren Problemen erlauben, in Ordnung, d. h. da zu sein (Sie müssen sie, wie gesagt, nicht gut finden), dann hört Ihr Bewusstsein auf, sich darüber Sorgen zu machen oder Angst davor zu haben. Wenn wir keinen Widerstand mehr gegen etwas aufbauen, dann werden Ängste und Sorgen automatisch losgelassen, denn unser Widerstand verbindet uns mit unseren Problemen. Er hält sie am Leben und lässt sie unüberwindlich und unveränderbar erscheinen. Im Buddhismus heißt dieser Mechanismus „Anhaften" – wir kleben sozusagen an unserem Problem, dadurch, dass wir es nicht wahrhaben und bloß loswerden wollen. Wenn wir unseren Problemen (und unseren Reaktionen darauf) dagegen erlauben in Ordnung zu sein, dann kann unser Organismus plötzlich Lösungen sehen statt Probleme. Solange unsere gesamte Aufmerksamkeit dagegen auf das Problem gerichtet ist, sind wir blockiert und können die Antwort nicht sehen. Es ist aber wichtig, sich und die eigenen Reaktionen genauso in Ordnung zu finden wie das Problem. Ihre Reaktion z. B. auf das Verhalten Ihrer Mutter ist also genauso in Ordnung wie das Verhalten Ihrer Mutter selbst. Und es ist in Ordnung, dass Sie etwas an der Situation verändern möchten. Die Zukunft muss nicht die gleiche sein, wie der jetzige Ist-Zustand, wenn Sie das nicht möchten.

Tipps und Hinweise

Probieren Sie es einfach aus, auch wenn es am Anfang sehr ungewohnt ist, und achten Sie darauf, wie es auf Sie und die problematische Situation wirkt.
Sie können diese Übung immer dann machen, wenn Sie im Alltag merken, dass Sie etwas anders haben möchten, als es ist – z. B. das Wetter, der verspätete Bus etc. Vergessen Sie dabei aber nie, dass auch Ihre Reaktionen darauf in Ordnung sind. Es ist in Ordnung, dass es regnet und es ist ebenso in Ordnung, dass Sie das doof finden und lieber Sonne hätten. Sie können leichter an einer Situation etwas ändern oder besser darauf reagieren, wenn Sie vorher akzeptiert haben, dass es im Moment so ist.
Wenden Sie diese Technik vor allem auch bei Selbstvorwürfen und Selbstkritik an – es ist sehr entspannend und heilsam, wenn etwas in Ihnen einfach mal in Ordnung sein darf (genauso wie die kritische innere Stimme, die sich darüber beschwert). Es ist in Ordnung, dass Sie langsam sind und es ist in Ordnung, dass Sie das nervig und nicht in Ordnung finden.

Hintergrund

Diese Technik ist keiner bestimmten Philosophie oder spirituellen Tradition zuzuordnen, findet sich aber in ähnlicher Form in vielen Traditionen.

„Alles o.k." ist dabei kein naives esoterisches Konzept, sondern eine effektive Technik, um Blockaden und Fixierungen auf ein Problem zu lösen. Innere Stagnation entsteht dadurch, dass wir uns durch Widerstand und inneren Kampf an ein Problem binden und dadurch Lösungen, Antworten und Veränderungsmöglichkeiten gar nicht sehen.

Ich persönlich habe die Erfahrung gemacht, dass auf einer ganz tiefen, fundamentalen Ebene tatsächlich alles in Ordnung, d. h. an seinem richtigen Platz ist, aber auch ohne diese Erfahrung kann man sehr gut und effektiv mit dieser Technik arbeiten.

Querverweise

- The Work von Byron Katie
- Sedona-Methode
- Danke! Die Kraft der Dankbarkeit
- Jetzt – Die Geborgenheit des jetzigen Augenblicks

14. Jetzt – Die Geborgenheit des jetzigen Augenblicks

Worum es geht

Diese Übung ist eigentlich weniger eine Übung, sondern mehr eine innere Haltung. Wir schauen dabei hinter das ewige Geschnatter unseres Verstandes und sind dann plötzlich in einem Bereich, den wir oft schon seit Jahren nicht mehr aufgesucht haben – das wirkliche, geschichtenfreie Hier und Jetzt.

In diesen Bereich zu gelangen, hat zwei große Vorteile: Zum Einen ermöglicht er uns eine besonders in Krisenzeiten dringend von Körper und Geist benötigte Auszeit. Jeder Gedanke, jede Sorge, jede Befürchtung ist mit entsprechenden Gefühlen und Körperreaktionen verknüpft. Wir denken (in normalen Zeiten) ca. 60.000 Gedanken pro Tag, in Krisenzeiten können es bis zu 90.000 sein. Sie können sich vorstellen, was für eine unglaubliche Belastung das für Ihren Organismus ist.

Aber der jetzige Moment bietet nicht nur das Freisein von Stress und Angst, sondern hat auch eine ganz eigene Qualität: nämlich Friede, Geborgenheit und Sicherheit. Die Gegenwart oder Realität ist sehr viel freundlicher als das, was wir in unserem Geist daraus machen. Wir befürchten so vieles, was nie eintrifft und sehen Schlangen, wo nur Seile sind. Mark Twain hat einmal gesagt: „Ich habe in meinem Leben eine Menge Probleme gekannt, die meisten davon sind nie eingetroffen." 99,9 Prozent aller jetzigen Momente sind gut und es ist alles in Ordnung. Sie können das jetzt direkt überprüfen: Wenn Sie für einen Moment Ihre Geschichten beiseiteräumen, gibt es dann irgendetwas, das jetzt in diesem Moment nicht in Ordnung ist? Selbst wenn Sie Hunger haben oder unbequem sitzen, ist das kein Problem, sondern eine einfache Wahrnehmung. Jim Morrison hat gesagt „Now is blessed, the rest remembered", übersetzt bedeutet es etwa „Das Jetzt ist gesegnet, der Rest ist Erinnerung". Im jetzigen Moment sind Sie immer geborgen und in Sicherheit – wir können das durch unseren permanenten Gedankenstrom nur nicht wahrnehmen.

Zum zweiten ist genau dieser Moment, in dem Sie bewusst, wach und präsent sind und aus Ihrem unbewussten Gedankenstrom auftauchen, genau der Moment, in dem Sie Kontakt mit dem Feld reinen Bewusstseins / Nullpunkt-Feld / Gott-Göttin aufnehmen können (siehe Quantenheilung) und Wünsche, Impulse oder Gebete senden und Informationen empfangen könne.

Der jetzige Moment ist also ein ganz kostbarer, weil er einerseits Frieden bedeutet und andererseits eine Verbindung bzw. Rückverbindung ermöglicht. Wenn Sie aber schon einmal versucht haben, Ihre Gedankenschleifen zu unterbrechen oder einmal nichts zu denken, dann werden Sie wissen, wie schwierig das ist. Es ist seltsam – es sind unsere Gedanken, aber wir haben fast keinen bewussten Einfluss auf sie. Sie scheinen ein Eigenleben zu führen und tauchen plötzlich aus dem Nichts auf, um dann wieder im Nichts zu verschwinden. Jeder Gedanke löst dabei eine Kette von ähnlichen Gedanken und Assoziationen aus. Wir können unsere Gedanken also, zumindest am Anfang, nicht bewusst anhalten, aber wir können uns zweier Techniken bedienen, die von einer höheren Warte aus arbeiten.

Beschreibung/Technik

Ich möchte Ihnen hier zwei einfache, effektive Übungen vorstellen, mit deren Hilfe Sie sich langsam und schonend von der Übermacht der verselbstständigten Gedanken und ungeprüften Geschichten lösen und immer leichter wach und präsent im Hier und Jetzt sein können.

Übung 1

Bei der ersten Übung machen wir uns den interessanten Effekt zunutze, der dann auftritt, wenn wir nicht versuchen, unsere Gedanken zu unterbinden, sondern uns ganz interessiert fragen, welcher Gedanke wohl als Nächstes auftauchen wird – es kommt dann nämlich erst einmal keiner. Und in dieser Lücke zwischen den Gedanken sind wir genau dort, wo wir hin möchten – bewusst, wach und präsent im jetzigen Augenblick.

Setzen Sie sich dafür bequem hin und sorgen Sie dafür, dass Sie etwa 10 Minuten ungestört sind. Entspannen Sie sich jetzt und lassen Sie Ihren Gedanken einfach einige Zeit freien Lauf. Beobachten Sie dabei Ihre Gedanken, so wie Sie einen interessanten Fernsehfilm anschauen würden. Fragen Sie sich dann: „Was wohl der nächste Gedanke sein wird?", oder: „Ich bin gespannt, was mein nächster Gedanke wohl sein wird!" Achten Sie darauf, was direkt nach dieser Frage passiert – normalerweise nichts, da der nächste Gedanke, wenn man ihn bewusst und interessiert erwartet, eine Weile auf sich warten lässt. In dieser gedankenfreien Zeit sind Sie genau in dem Zustand reinen Bewusstseins oder der Geborgenheit des jetzigen Augenblicks.
Sobald der nächste Gedanke aufgetaucht ist, lassen Sie Ihren Gedanken wieder eine Weile freien Lauf, während Sie sie interessiert beobachten. Fragen Sie sich dann wieder: „Was wohl mein nächster Gedanke sein wird?" Wiederholen Sie diesen Ablauf „denken – fragen – warten – denken – fragen – warten" bis zu sechs Mal.

Tipps und Hinweise

Machen Sie diese Übung möglichst regelmäßig, um mit dem Zustand des Seins (statt zwanghaften Denkens) vertrauter zu werden. Es kann sein, dass er am Anfang so schnell vorbeigeht, dass Sie ihn gar nicht richtig wahrnehmen, geschweige denn genießen können. Mit der Zeit und zunehmender Übung werden die Lücken zwischen den Gedanken aber immer größer.

Diese „gedankenfreie" Zone kann am Anfang etwas ungewohnt sein – wir sind es so gewöhnt, uns mit unseren Gedanken und ihrem Inhalt gleichzusetzen, dass es ein großer Schritt sein kann, aus dieser Identifikation herauszutreten und festzustellen, dass wir auch ohne unser Denken immer noch da und wach und bewusst sind (sogar mehr als vorher). Wie an alles Neue muss man sich auch daran gewöhnen – das, was Sie dadurch gewinnen, ist es auf alle Fälle wert!

Vielleicht haben Sie aber auch genau die gegenteilige Empfindung, nämlich dass dieses Sein in der Lücke zwischen den Gedanken eine bisschen flau und unspektakulär ist, verglichen mit dem Technicolor Ihrer inneren Videoclips. Das ist vergleichbar mit sehr stark gesalzenem Essen, das Sie über einen langen Zeitraum hinweg gegessen haben. Wenn Sie das Salz dann weglassen, schmeckt erst einmal alles lau und flau – bis Sie wieder anfangen, die einzelnen, vielfältigen und intensiven Aromen der verschiedenen Lebensmittel wahrzunehmen und zu genießen. Werden Sie sich bewusst, dass Sie sich der Lücke bewusst sind – dann sind Sie im reinen Bewusstsein!

Übung 2

Diese Übung stammt von Frank Kinslow, dem Entwickler der Quantenheilung und ich finde sie sehr effektiv und schön. Frank Kinslow nennt sie Tor-Technik („Gate Technique"), da sie einen Zugang zum Feld reinen Bewusstseins ermöglicht.

Setzen Sie sich bequem auf einen Stuhl und sorgen Sie dafür, dass Sie 10 bis 15 Minuten ungestört sind. Schließen Sie Ihre Augen und lassen Sie Ihre Gedanken eine Weile frei fließen. Gehen Sie dann geistig eine Liste mit positiven Worten durch wie Liebe, Friede, Entspannung, Verbundenheit, Freundschaft, Gelassenheit, Freude, Unterstützung, Sicherheit, Geborgenheit, Einheit usw. Vielleicht sehen Sie die Worte, vielleicht hören Sie sie oder es ist eine Kombination aus beidem – alles ist vollkommen in Ordnung.

Wenn Ihnen keine neuen positiven Worte mehr einfallen, dann gehen Sie geistig noch einmal Ihre Liste durch und achten Sie auf ein Wort, das Ihre Aufmerksamkeit besonders anzieht. Alles, was Sie jetzt tun müssen, ist das Wort interessiert zu beobachten und zu sehen, was es tut. Schauen Sie sich das Wort so an, wie Sie eine Fernsehsendung sehen. Es kann sein, dass das Wort größer oder kleiner wird, die Farbe wechselt oder sogar für eine Weile ganz verschwindet. Nehmen Sie alles einfach interessiert zur Kenntnis. Wenn Gedanken kommen und Sie irgendwann merken, dass Sie schon lange nicht mehr auf das Wort geachtet haben, sondern in den Strom Ihrer Gedanken eingetaucht sind, kehren Sie einfach wieder zu Ihrem Wort zurück.

Wenn Ihr Wort verschwindet, achten Sie auf den Raum, den es zurücklässt. Vielleicht verwandelt sich Ihr Wort in ein anders – das ist völlig in Ordnung. Beobachten Sie einfach das neue Wort mit dem gleichen Interesse. Bleiben Sie für etwa 10 Minuten bei Ihrem Wort und kommen Sie dann langsam in den normalen Alltag zurück. Öffnen Sie die Augen erst nach etwa einer halben Minute und springen Sie dann nicht sofort auf, sondern lassen Sie sich und Ihrem Organismus etwas Zeit, diese neue Erfahrung zu verarbeiten und zu integrieren.

Tipps und Hinweise

Machen Sie diese Übung am besten einmal täglich für 10 bis 15 Minuten.

Wenn Sie zu schnell zwischen der Übung und Ihrem normalen Alltag wechseln, kann es zu kleinen Beschwerden wie leichtem Kopfdruck, Schwindelgefühl oder Gereiztheit kommen. Das bedeutet, dass Sie sich etwas mehr Zeit zwischen der Übung und Ihren normalen Aktivitäten geben sollten.

Lesen Sie diese Anweisung immer wieder einmal durch – so sind Sie sicher, dass Sie die Übung noch richtig machen und sich keine Ungenauigkeiten einschleichen.

Hintergrund

Übungen mit dem Ziel, den Geist zu beruhigen und von den vielen Gedanken, Meinungen, Überzeugungen und Interpretationen zu klären, gibt es in vielen Traditionen, östlichen wie westlichen. Schon Meister Eckhart, ein Mystiker, der im 13. Jahrhundert gelebt und gelehrt hat, hat geschrieben, dass man Gott nur im jetzigen Augenblick finden kann, weil er / sie der jetzige Augenblick *ist*.

Wirkungsweise

Ziel dieser beiden Übungen bzw. der dahinterliegenden Grundhaltung ist, wie gesagt, zum einen unserem Körper und Geist eine Auszeit zu gönnen. Dabei geht es nicht nur darum „abzuschalten", sondern gleichzeitig etwas sehr viel Größeres „einzuschalten". Zum anderen geht es darum, den Kontakt zu einer tiefen Ebene in uns und dem Feld reinen Bewusstseins zu ermöglichen. Die Lücke zwischen unseren Gedanken ist dabei die Verbindungsstelle zu beidem, und wenn diese Lücke durch den Dauerbetrieb unserer Gedanken immer enger wird, schränken wir in gleichem Maß auch diese Verbindung ein.
Die Frage ist, warum sich dieses Dauer(-selbst-)gespräch unseres Verstandes überhaupt gebildet hat. Warum haben sich unsere Gedanken, die ja eigentlich ein Werkzeug sind, um besser in der Welt zurechtzukommen, so verselbstständigt?
Ein Grund dafür ist, dass wir irgendwann angefangen haben, unsere Gedanken über uns mit unserer Identität

zu verwechseln. Wir setzen Denken mit Sein bzw. Existieren gleich und Identität mit Denken („Ich denke, also bin ich"). Wir haben das Gefühl, dass wir sofort aufhören zu existieren, wenn wir aufhören zu denken – deshalb versuchen wir, die Lücke zwischen den einzelnen Gedanken möglichst zu schließen. Dabei ist es im Gegenteil so, dass wir, immer wenn wir unbewusst denken, von unserem Sein getrennt sind.

Ein anderer Grund für diese Überlastung mit Gedanken ist, dass wir in einer sehr komplexen, komplizierten Welt leben und tatsächlich wie ein Jongleur im Varieté sehr viele Teller auf einmal in der Luft halten müssen. Aber umso wichtiger sind diese regelmäßigen Auszeiten von unseren Gedanken. Wann, glauben Sie, sind Sie in einer besseren körperlichen, geistigen und seelischen Verfassung: Wenn Sie sich ständig Sorgen machen und schon von dem Moment an, an dem Sie einen Termin beim Zahnarzt ausgemacht habe, Angst davor haben, oder dann, wenn Sie sich immer wieder Auszeiten davon gönnen und bewusst in den unzähligen sicheren, geborgenen, jetzigen Momenten bis zum Termin leben? Sich auf etwas vorzubereiten oder zu planen heißt nicht, ein 24-Stunden-Dauerprogramm aus Sorgen, Ängsten und Stress auf sich zu nehmen.

Und es gibt noch einen zusätzlichen Vorteil – Sie können, wenn Sie im Hier und Jetzt sind, mit einer tiefen, großen und mit allem verbundenen Ebene in Ihnen in Kontakt treten, die Ihre Probleme sehr viel besser überblicken und lösen kann, als Ihr überlasteter und relativ

eingeschränkter Verstand. Der Verstand ist nur ein kleiner Bruchteil Ihrer Weisheit und Intelligenz und ununterbrochenes Denken verhindert den Kontakt zu dieser tieferen Ebene in Ihnen.
Der Weg aus diesem Zustand heraus ist, den Verstand zur Ruhe zu bringen und aus der geschlossenen Wolkendecke Ihrer Gedanken die lokale Bewölkung eines Spätsommertages werden zu lassen. Sobald wir merken, dass wir nicht mit unseren Gedanken und ihren Inhalten identisch sind, sobald wir beginnen, unsere Gedanken zu beobachten, wird eine tiefere Bewusstseinsebene – reines Bewusstsein – aktiviert. Und hier ist, wie gesagt, die Kontaktstelle unsere Verbindung zum Feld reinen Bewusstseins.

Querverweise

- Quantenheilung
- Beten und Loslassen

15. The Work von Byron Katie

Worum es geht

Diese Technik ist seit vielen Jahren eine meiner Lieblingstechniken. Sie gehört, genau wie die Sedona-Methode, zu den Fragetechniken und eignet sich besonders gut für die Lösung verfahrener Situationen, Glaubenssätze sowie innerer und äußerer Stagnation. Wir untersuchen bei dieser Technik mithilfe einfacher Fragen unsere eigenen Gedanken auf ihren Wahrheitsgehalt. Denn es sind nicht unsere Gedanken, die uns weh tun und zu falschen Entscheidungen bringen, sondern die Tatsache, dass wir ihnen selbstverständlich und unüberprüft glauben. Wir haben so viele (oft mittlerweile völlig veraltete) Programme und Überzeugungen, die meist schon sehr früh in unserem Leben entstanden und für uns so selbstverständlich geworden sind, dass sie uns inzwischen überhaupt nicht mehr bewusst sind. Und diese Programme bestimmen sehr stark unser Leben, unsere Gefühle und unser Verhalten. Anaïs Nin hat einmal gesagt, dass wir die Dinge nicht so sehen,

wie sie sind, sondern so, wie wir sind. Die meisten dieser Programme haben wir interessanterweise noch nie auf ihren tatsächlichen Wahrheitsgehalt hin überprüft. Dabei stammen sehr viele unserer Probleme, die wir mit uns selbst und der Außenwelt haben, daher, dass diese Überzeugungen und Meinungen nicht unserer eigenen Wahrheit entsprechen. Wir glauben unseren eigenen Pressemeldungen, wie Byron Katie das sehr schön ausdrückt. In einem meiner Lieblingssketche des Komikers Otto Waalkes liest er gerade die Schlagzeile einer Zeitung mit großen Lettern vor, die, aus dem Kopf zitiert, „Entmenschter Teetisch fällt Nonne in Wuppertal an" hieß. Dazu bemerkt er kopfschüttelnd und sichtlich bewegt: „Diese Meldung geht mir nicht mehr aus dem Kopf - seit ich sie heute Morgen erfunden habe."
„The Work" ist ein wunderbares Mittel, unsere eigenen Pressemeldungen zu überprüfen. Diese Überprüfung hat zur Folge, dass wir Überzeugungen und Gedanken, die uns weh tun, weil sie nicht der Realität oder unserer inneren Wahrheit entsprechen, loslassen können. Wie schon bei der Sedona-Methode gibt es auch bei The Work keine „richtigen" oder „falschen" Antworten, sondern nur Ihre eigenen.

Beschreibung/Technik

Schritt 1

Suchen Sie sich eine bestimmte Person oder Situation aus, mit der Sie Schwierigkeiten haben, und füllen Sie dann das folgende Arbeitsblatt aus. Ganz wichtig ist, dass Sie dabei ganz ungeniert und kleinlich sein dürfen – urteilen Sie hart und streng und versuchen Sie nicht, freundlich oder verständnisvoll zu sein. Je kleinlicher Sie hier sind, umso besser funktioniert die Technik.

Arbeitsblatt

- Wer oder was ärgert Sie, was macht Sie traurig oder enttäuscht Sie?
- Was ist es genau, was Ihnen daran nicht gefallen hat oder immer noch nicht gefällt?
- Wie soll er / sie / es sich ändern? Was wollen Sie von ihm / ihr?
- Was genau soll er / sie tun oder lassen, sein, denken oder fühlen?
- Brauchen Sie etwas von ihm / ihr? Was soll er / sie Ihnen geben oder für Sie tun, damit Sie glücklich sind?
- Was denken Sie über ihn / sie? Machen Sie eine Liste.

Schritt 2

Überprüfen Sie jetzt jeden der Sätze und Aussagen Ihres Arbeitsblattes anhand der folgenden Fragen:

Überprüfung

1. Ist das wirklich wahr?
2. Kann ich absolut sicher wissen, dass das wahr ist?
3. Wie reagiere ich auf diesen Gedanken? Wie fühle ich mich, wenn ich ... denke?
4. Kann ich irgendeinen Grund sehen, diesen Gedanken loszulassen (und ich werde nicht gebeten, dies zu tun)?
5. Kann ich irgendeinen friedvollen Grund sehen, einen, der mir keinen Stress bereitet, an diesem Gedanken festzuhalten?
6. Wer wäre ich ohne diesen Gedanken (wenn ich nie wieder denken könnte ...)?
7. Drehen Sie die Aussage um.

Tipps und Hinweise

Es ist oft sehr befreiend, einmal nicht freundlich, verständnisvoll oder objektiv sein zu müssen. Im Amerikanischen heißt das Arbeitsblatt „Judge your neighbour", zu Deutsch etwa „Beurteile deinen Nächsten", und Sie dürfen hier einmal hemmungslos und unzensiert beurteilen! Am Anfang ist es besser, erst einmal andere zu beurteilen – mit etwas Erfahrung können Sie The Work dann aber auch (und gerade) sehr effektiv auf Selbstbeurteilungen und eigene, innere Themen wie „Ich bin ..." oder „Ich sollte ... sein" anwenden. Im Grunde führen beide Wege zum gleichen Ziel, da wir mit der Beurteilung unserer Umgebung oft uns selbst beurteilen.

Byron Katie empfiehlt, die Überprüfung schriftlich zu machen. Wenn Sie schon etwas Erfahrung haben und sich gut konzentrieren können, können Sie The Work aber auch in Gedanken machen (ich mache die Überprüfung z. B. gerne beim Spazieren gehen oder bei langen Zugfahrten).

Jede Antwort, auch „Ja" oder „Ich weiß es nicht" ist richtig, wenn sie Ihrer inneren Wahrheit entspricht.

Wir bemerken bei der Überprüfung nur, dass eine Überzeugung eigentlich überhaupt nicht für uns stimmt – wir geben sie nicht auf. Byron Katie sagt, dass wir unsere Gedanken überhaupt nicht loslassen können. Wenn wir ihnen aber mit Verständnis begegnen und sie überprüfen, lassen sie *uns* los.

Nicht unsere Gedanken schaffen Leid, sondern die Tatsache, dass wir sie unüberprüft glauben.

Auf dem Arbeitsblatt von Byron Katie ist noch ein siebter Punkt aufgeführt, nämlich:

- „Was wollen Sie mit dieser Person oder Sache oder in dieser Situation nie wieder erleben?", der dann mit diesen beiden Sätzen ergänzt werden kann:
- „Ich bin bereit, ... wieder zu erleben, weil ich dann wieder The Work machen kann", und:
- „Ich freue mich darauf, ... wieder zu erleben, weil ich dann wieder The Work machen kann."

Sie können Sie gerne zusätzlich beantworten, ich persönlich verwende sie eher selten.

Hintergrund

Byron Katie hat diese, ursprünglich vier Fragen aus einer eigenen, schweren Krise heraus entwickelt und unterrichtet seitdem andere Menschen. Im Lauf der Zeit sind einige ergänzende Fragen dazugekommen, im Kern ist die Überprüfung aber gleich geblieben. Sie hat gewisse Ähnlichkeit mit Zen-Koans oder dem sokratischen Dialog, ist aber eine eigene Entwicklung von Byron Katie.

Wirkungsweise

Mithilfe dieser einfachen Fragen ist es möglich, Gedanken und Überzeugungen – Byron Katie nennt sie „Geschichten" –, die uns Stress und Leid verursachen, zu überprüfen und so zu entkräften. Das Ziel ist innere Klarheit und Freiheit und eine unverzerrte Wahrnehmung der Realität.

Zu 1:

Lassen Sie sich bei der Beantwortung dieser Frage Zeit und erforschen Sie, was für Sie wirklich wahr ist. Es gibt keine richtigen oder falschen Antworten, nur Ihre eigenen.

Zu 2:

Je nach Aussage kann damit auch gemeint sein:

- Wie ist die Realität?, oder
- Kann ich absolut sicher sein, dass es besser wäre, wenn ...?

Meistens ist die Antwort auf die erste Frage „Die Realität ist so, wie sie ist, egal, was ich darüber denke" und auf die zweite Frage „Nein" oder „Ich weiß es nicht".

Zu 3:
Ergänzende Fragen hierzu sind:

- Wie behandle ich mich dann selbst?
- Wie behandle ich die Person?
- Was fühle ich im Körper?

Ich finde es immer sehr hilfreich, wirklich zu spüren, was dieser unüberprüfte und meistens falsche Gedanke in mir anrichtet. Fast alle dieser Gedanken und Überzeugungen tun weh und rufen körperliche Symptome wie Druck, Enge oder Magenschmerzen hervor. Und ich behandle weder mich noch die beteiligte Person gut oder liebevoll.

Zu 4:
Die Tatsache, dass mir dieser Gedanke, diese Überzeugung weh tut und bei mir Stress verursacht, ist ein wunderbarer Grund ihn loszulassen.

Zu 5:
Wir glauben oft, dass wir Furcht und Stress als Motivation brauchen, und haben Angst, dass wir ohne sie passiv und selbstzufrieden werden. Aber stimmt das wirklich? Wir geben mit der Überprüfung ja nur unsere schmerzhaften Gedanken, nicht unsere innere Wahrheit auf. Das, was wir dadurch gewinnen, nämlich Klarheit und Freiheit, ermöglichst erst aktives Handeln, während das innere

Chaos, das durch unsere stressigen, unüberprüften und oft gegen unsere Wahrheit gehenden Gedanken verursacht wird, uns lähmt und handlungsunfähig macht. Byron Katie sagt dazu: „Was nimmt einem mehr von der eigenen Stärke: 'Ich wünschte, ich hätte meinen Job nicht verloren' oder 'Ich habe meinen Job verloren; was kann ich jetzt in dieser Situation tun?'" (S. 34). Wenn ein Konzept sehr zäh ist und ich merke, wie schwer es mir fällt, es loszulassen, hilft mir immer diese Frage: „Hat dieser Gedanke / diese Überzeugung bisher geholfen, mein Ziel zu erreichen?" Die Antwort lautet immer: „Nein. Nein, es hat bisher nicht funktioniert, also wird es das auch in Zukunft wahrscheinlich nicht tun."

Zu 6:

Es ist sehr interessant, dass hier ganz oft die Erkenntnis kommt, dass ich ohne den Gedanken schon genau den Zustand habe, den ich eigentlich durch den Gedanken (vergeblich) versuche zu erreichen.

Zu 7:

Für die Umkehrung gibt es mehrere Möglichkeiten (je nach Aussage und Zusammenhang)

Ersetzen Sie „er / sie" durch „ich" – z. B. „Ich sollte freundlicher zu Paul sein" oder „Ich sollte freundlicher zu mir sein".

Setzen Sie in die Aussage „nicht" ein, z. B. „Paul sollte *nicht* freundlicher zu mir sein".

Bei Selbstbeurteilungen ist eine mögliche Umkehrung „mein Denken" statt „ich", z. B. statt „Ich sollte freundlicher zu anderen Menschen sein" also „Mein Denken über mich sollte freundlicher sein" oder „Mein Denken über andere Menschen sollte freundlicher sein".
Nicht immer wird jede Umkehrung zutreffen – probieren Sie einfach möglichst viele Varianten aus. Es ist sehr interessant, dass die Umkehrung oft sehr viel wahrer ist, als die ursprüngliche Aussage.

Querverweise

- Sedona-Methode
- Aufräumen und Entrümpeln
- Jetzt! Die Geborgenheit des jetzigen Augenblicks
- Danke! Die Kraft der Dankbarkeit

Anhang

Literaturtipps

Es gibt sehr viele gute Bücher, gerade zu Themen wie Qi Gong, Yoga oder EFT. Ich möchte Ihnen deshalb hier nur eine kleine Auswahl an Büchern vorstellen, mit denen ich gearbeitet habe und die mir persönlich gut zu den verschiedenen Themen gefallen. Zu manchen Themen, wie *Kopf-bis-Fuß-Entspannung*, *Danke!* und *Alles o.k.*, gibt es keine spezielle Literatur.

Kreisatmung

Die Kreisatmung, wie sie hier beschrieben ist, habe ich von einem Qi-Gong-Meister aus Peking gelernt, deshalb kann ich Ihnen dazu speziell keine Buchempfehlung geben. Bücher über Qi Gong gibt es sehr viele - eines, das mir persönlich gut gefällt, ist dieses:

Lam Kam Chuen, Chi Kung: *Weg der Heilung*, Sulzberg: Joy Verlag, 1999

Wechselatmung/Yoga

Hubert, Eric u. Ostermeier-Sitkowski, Uschi: *Energy Yoga*, München: Midena Verlag, 2001

Zylla, Amiena u. Mießner, Wolfgang: *Yoga Quickies*, München: blv Verlag, 2008

EFT/Emotional Freedom Techniques

Sehr empfehlenswert ist die (englischsprachige) Webseite www.emofree.com von Gary Craig, dem Entwickler von EFT. Hier können Sie sich auch kostenlos ein sehr umfangreiches Manual auf Englisch zu EFT herunterladen.

Marx, Susanne: *Klopfen befreit*, Kirchzarten: VAK Verlag, 2006

Marx, Susanne: *Klopfakupressur kompakt*, Kirchzarten: VAK Verlag, 2008

Ho'oponopono

Für Ho'oponopono gibt es leider kein zusammenfassendes Buch, das folgende von Joe Vitale und Hew Len Ihaleakal ist meiner Meinung nach bedingt zu empfehlen (da der Anteil von Joe Vitale sehr groß ist).

Vitale, Joe u. Hew Len, Ihaleakala: *Zero Limits. The Secret Hawaiian System for Wealth, Health, Peace, and More*, o.O.: Wiley & Sons, 2008

Beten und Loslassen

Dossey, Larry: *Heilende Worte. Die Kraft der Gebete und die Macht der Medizin*, o.O.: BM Vertriebsservice, 1995

Quantenheilung

Kinslow, Frank: *Quantenheilung*, Kirchzarten: VAK Verlag, 2009

Sedona-Methode

Dwoskin, Hale: *Die Sedona-Methode*, Kirchzarten: VAK Verlag, 2006

Steine-Übung/Schamanismus

Matthews, John: *Keltischer Schamanismus*, München: Eugen Diederichs Verlag, 1998

Narby, Jeremy: *Die kosmische Schlange. Auf den Pfaden der Schamanen zu den Ursprüngen modernen Wissens*, München: dtv, 2004

Stevens, Jose u. Stevens, Lena S.: *Secrets of Shamanism*, New York: Avon Books, 1988

Aufräumen und Entrümpeln/Feng Shui

Kingston, Karen: *Feng Shui gegen das Gerümpel des Alltags*, Reinbeck b. Hamburg: Rowohlt Taschenbuch, 2000

Marx, Susanne, Inneres Feng Shui, 2008, VAK Verlags GmbH, Kirchzarten

Jetzt – Die Geborgenheit des jetzigen Augenblicks

Fischer, Theo: Wu wei: *Die Lebenskunst des Tao*, Reinbeck b. Hamburg: Rowohlt Taschenbuch, 2005

Tolle, Eckhart: *Jetzt! Die Kraft der Gegenwart*, Bielefeld: Kamphausen Verlag, 2001

The Work von Byron Katie

Mitchell, Byron Kathleen u. Byron Katie: *Lieben was ist*, München: Goldmann Verlag, 2002

Auf Byron Katies Internetseite www.thework.com kann man kostenlos das sogenannte „Little Book" und das Arbeitsblatt auf Deutsch herunterladen.

Weitere interessante Bücher

Arntz, William u. Chasse, Betsy u. Vicente, Mark: *Bleep. An der Schnittstelle von Spiritualität und Wissenschaft*, Kirchzarten: VAK Verlag, 2006

Capra, Fritjof: *Das Tao der Physik*, Frankfurt: O. W. Barth, 2000

Goswami, Amit: *Das bewusste Universum*, Stuttgart: Lüchow Verlag, 2007

Mitchell, Stephen (Hrsg.): *Laotse / Tao Te King: Eine zeitgemäße Version für westliche Leser*, München: Goldmann Verlag, 2003

McTaggart, Lynn: *Das Nullpunkt-Feld*, München: Goldmann Verlag, 2007

Sheldrake, Rupert: *Das schöpferische Universum. Die Theorie der morphogenetischen Felder und der morphischen Resonanz*, München: Nymphenburger in der F.A. Herbig Verlagsbuchhandlung, 2008

Über die Autorin

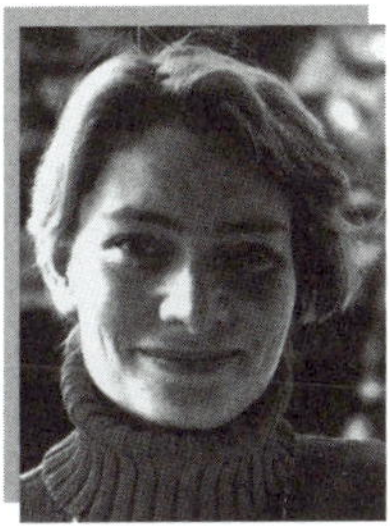

Dr. phil. Susanne Marx ist EFT-Ausbilderin und EFT-Coach. Sie gründete und leitet das *Zentrum für Feng Shui und Energetische Therapien* in Bonn, das Ausbildungen in Feng-Shui sowie Kurse, Ausbildungen und Einzelsitzungen in EFT (Klopfakupressur) und anderen Techniken der energetisch orientierten Psychologie anbietet. Sie hält regelmäßig Vorträge und ist Sachbuchautorin. Bei VAK sind bereits mehrere Bücher von ihr erschienen.

VAK kompakt.